本草学入門
薬性歌・薬性賦

森 由雄

はじめに

　本書は、本草学の入門書である『薬性歌』『薬性賦』を解説したものです。

　漢方入門の頃、中国の医師達の勉強法を調べる目的で、『名老中医之路・第一輯』という書物を読んだ。この書の中では、著名な老中医（中国の漢方医）の入門の頃から老中医と呼ばれるようになるまでの学習過程が記載されている。多くの老中医は、初学の段階では、『薬性歌』『薬性賦』によって生薬を学んでいた。つまり、『薬性歌』『薬性賦』は入門者が初めの段階で学ぶべき教科書として位置づけられており、生薬に関する記載は、極めて簡潔で有用な入門書ある。今回、初学者から中級者までの方々に役立つ本草書と考え解説することにした。

　『薬性歌』は、明代に出版された『万病回春』（龔延賢著）の中に記載されている。約240の生薬の効能を詩歌形式で述べたもので、初心者の生薬学の学習の為に作られたものである。短い文章で簡潔に効能を述べており、初学者に有用と考え解説することにした。番号を付し、〔原文〕〔和訓〕〔注〕の順に記載した。龔延賢著『万病回春』（台湾、大中国図書出版社、中華民国79年）を底本とした。

　『薬性賦』の著者については、異論はあるが李東垣としている本が多く著者は李東垣であると考えている。『薬性賦白話譯注』（文光図書公司、中華明国59年）を底本とした。便宜上、文章に番号を付し、〔原文〕〔和訓〕〔注〕〔訳〕として記した。

　本書が皆様の漢方の学習、研究、治療のお役に立てば幸いです。最後に、漢方の道を導いて下さいました、日本薬科大学学長　丁宗鐵先生に深く感謝申し上げます。

2023年春、泥亀書屋にて

森　由雄

目　　次

II 薬性賦解説 *93*

I　薬性歌解説

1 〔原文〕人参味甘、大補元気、止渇生津、調栄養衛。

〔和訓〕人参は味甘、大いに元気を補い、渇を止め津を生じ、栄を調え衛を養う。

【注】人参(にんじん)は、ウコギ科 Araliaceae のオタネニンジン *Panax ginseng* C. A. Meyer の根である。栄は脈中を運行し、衛は脈外を運行し体表を守る働きがあるとされる。『神農本草経』には「人参。味は甘、微寒。五臓を補い、精神を安んじ、魂魄を定め、驚悸を止め、邪気を除き、目を明らかにす。心を開き智を益し、久しく服せば、身を軽くし、年を延ぶ」とある。『名医別録』には「人参。微温、無毒。腸胃中の冷、心腹鼓痛、胸脅逆満、霍乱吐逆を療す。中を調え、消渇を止め、血脈を通じ、堅積を破り、人をして忘れざらしむ」とある。人参一味の独参湯という処方があり「独参湯は、元気大いに虚し、昏厥、脈微にして絶せんと欲し、及び婦人崩産、脱血、血暈を治す」(『医宗金鑑』刪補名医方論 巻一)とある。

2 〔原文〕黄耆性温、収汗固表、托瘡生肌、気虚莫少。

〔和訓〕黄耆は性温、汗を収め表を固む、瘡を托し肌を生ず、気虚には少なきこと莫(なか)れ。

【注】黄耆(おうぎ)は、マメ科 Leguminosae のキバナオウギ *Astragalus membranaceus* Bunge、又はナイモウオウギ *Astragalus mongholicus* Bunge の根である。気虚莫少は、気虚では多く用いる、という意味。『神農本草経』には「黄耆。味は甘、微温。山谷に生ず。癰疽、久敗瘡、膿を排し痛を止め、大風癩疾、五痔鼠瘻、虚を補い、小児百病を治す」とある。『名医別録』には「黄耆。毒無し。婦人子藏の風の邪気を主り、五臓間の悪血を逐い、丈夫の虚損、五労羸痩を補い、渇、腹痛泄利を止め、気を益し、陰気を利す」とある。また、黄耆一味の処方として、「小便不通には、綿黄耆二銭を水二盞(せん)で一盞に煎じて温服する」(『本草綱目』)とある。黄耆建中湯、防已黄耆湯、玉屏風散などに配合される。

3 〔原文〕白朮甘温、健脾強胃、止瀉除湿、兼殴痰痞。

〔和訓〕白朮は甘温。脾を健にし胃を強くし、瀉を止め湿を除く、兼ねて痰

痿を殴つ。

〔注〕 白朮 (びゃくじゅつ) は、キク科 Compositae の白朮 *Atractylodes ovata*、オオバナオケラの根茎を乾燥したもの。殴は、なぐる、うつ意味。『神農本草経』には「朮。味は苦、温。風寒湿痺、死肌、痙、疸を治す。汗を止め、熱を除き、食を消す」とある。『名医別録』には「朮。甘、無毒。身面に在る大風、風眩頭痛、目涙出づるを主る。痰水を消し、皮間の風水結腫を逐い、心下の急満、及び霍乱、吐下止まざるを除き、腰臍間の血を利し、津液を益し、胃を暖め、穀を消す」とある。白朮一味の処方として、「胸膈の煩悶は、白朮末、方寸匕を水で服す」(『本草綱目』)。「自汗の止まぬものに、白朮末を一日二回、方寸匕を水で服す」(『本草綱目』) がある。

4　〔原文〕茯苓味淡、滲湿利竅、白化痰涎、赤通水道。

〔和訓〕茯苓は味淡、湿を滲ぎ竅を利し、白は痰涎を化し、赤は水道を通ず。

〔注〕 茯苓 (ぶくりょう) は、サルノコシカケ科 Polyporaceae のマツホド *Poria cocos* Wolf の菌核で外層を除いたものである。『神農本草経』には「茯苓。味は甘、平。胸脇逆気、憂恚、驚邪、恐悸、心下結痛、寒熱、煩満、欬逆を治す。口焦舌乾を止め、小便を利し、久しく服せば、魂魄を安んず。神を養い、飢えず、年を延ぶ」とある。『名医別録』には「茯苓。無毒。消渇、好く唾る、大腹淋瀝、膈中の痰水、水腫淋結を止め、胸腑を開き、臓気を調え、腎邪を伐ち、陰を長じ、気力を益し、神を保ち中を守る」とある。張元素は、茯苓の５つの効能を述べている。１は瀉を止める、２は小便を利す、３は奏理を開く、４は虚熱を除く、５は津液を生ず、である (『医学啓源』)。五苓散、苓桂朮甘湯や四君子湯に用いられる。

5　〔原文〕甘草甘温、調和諸薬、炙則温中、生則瀉火。

〔和訓〕甘草は甘温、諸薬を調和す、炙するときは則ち中を温め、生は則ち火を瀉す。

〔注〕 甘草 (かんぞう) は、マメ科のウラルカンゾウ *Glycyrrhiza uralensis* Fischer、ナンキンカンゾウ *Glycyrrhiza glabra* L. などの根及び匍匐茎 (ほふくけい) である。『神農本草経』には「甘草。味は甘、平。五臓六府、寒熱邪気を治す。筋骨

を堅くし、肌肉を長じ力を倍す。金創、尰、毒を解す。久しく服せば、身を軽くし、年を延ぶ」とある。『名医別録』には「甘草。無毒。中を温め気を下す。煩満短気、傷臓咳嗽、渇を止め、経脈を通じ、血気を利し、百薬毒を解す」とある。甘草一味の処方として甘草湯があり、「少陰病、二三日、咽痛の者、甘草湯を与うべし」(『傷寒論』)とある。甘草は、解毒の薬として用いることがある。

6 （原文）当帰性温、生血補心、扶虚益損、逐瘀生新。

（和訓）当帰は性温、血を生じ心を補い、虚を扶け損を益す、瘀を逐い新を生ず。

【注】 当帰 (とうき) は、日本ではセリ科 Apiaceae のトウキ Angelica acutiloba Kitagawa、又は、その他近縁植物の根である。中国産の当帰は、Angelica sinensis の根である。『神農本草経』には「当帰。味は甘、温。欬逆上気、温瘧寒熱洗洗、皮膚中に在り、婦人漏下絶子、諸悪瘡瘍、金創を治す」とある。『名医別録』には「当帰。辛、大温、毒無し。中を温め、痛を止む。客血内塞、中風、汗不出、湿痺、中悪、客気虚冷を除く。五臓を補い、肌肉を生ず」とある。一味の処方として、「衄血の止まぬものに、当帰を焙じて研末し一銭づつを米飲で調えて服す」とある。また「小便出血に、当帰四両を剉み酒三升で一升に煮て頓服す」(『本草綱目』)とある。四物湯、芎帰膠艾湯、十全大補湯などに配合される。

7 （原文）川芎味温、能止頭疼、養新生血、開鬱上行。

（和訓）川芎は味温、能く頭疼を止む、新生の血を養い、鬱を開いて上行す。

【注】 川芎 (せんきゅう) は、セリ科 Umbelliferae のセンキュウ Cnidium officinale Makino の根茎である。『神農本草経』には「川芎。味は辛、温。川谷に生ず。中風脳に入るもの、頭痛、寒痺、筋攣緩急、金創、婦人血閉、子無きものを治す」とある。『名医別録』には「芎藭 (川芎) 毒無し。脳中の冷動、面上の游風去来、目涙出で、涕唾多きもの、忽忽として酔の如く、諸寒冷気、心腹堅痛、中悪、卒急の腫痛、脅風痛を除き、中の内寒を温む」とある一味の処方として、「胎児死亡の場合、川芎を末にして酒にて方寸匕を服し少し頃の間に一二服すれば立ちどころにその胎児を出す」とある。ま

I 薬性歌解説

た「崩中下血が昼夜止まぬには、『千金方』では川芎一両を清酒一大盞で五分に煎じて徐々に飲む」（『本草綱目』）とある。当帰芍薬散、川芎茶調散、四物湯、続命湯、奔豚湯、芎帰膠艾湯、当帰散、温経湯などに配合される。

8 〔原文〕白芍酸寒、能収能補、瀉痢腹疼、虚寒勿与。

〔和訓〕白芍は酸寒、能く収め能く補す、瀉痢腹疼、虚寒には与うること勿れ。

〔注〕 白芍（びゃくしゃく）は、ボタン科 Paeoniaceae のシャクヤク Paeonia lactiflora Pallas の根である。『神農本草経』には「芍薬。味は苦、平。川谷に生ず。邪氣腹痛を治す。血痺を除き、堅積寒熱疝瘕を破り、痛を止め、小便を利し、気を益す」とある。『名医別録』には「芍薬。酸、平、微寒、小毒有り。血脈を通順し、中を緩め、悪血を散じ、賊血を逐い、水気を去り、膀胱大小腸を利し、癰腫、時行寒熱、中悪、腹痛、腰痛を消す」とある。一味の処方として、「痘瘡の脹痛に、白芍薬を末にして酒で半銭を服す」、「魚骨が咽につまる時、白芍薬を細に嚙んで汁を飲む」（『本草綱目』）とある。当帰芍薬散、芍薬甘草湯に配合される。

9 〔原文〕赤芍酸寒、能瀉能散、破血通経、産後勿犯。

〔和訓〕赤芍は酸寒、能く瀉し能く散ず、血を破り経を通ず、産後に犯すこと勿れ。

〔注〕 赤芍（せきしゃく）は、ボタン科 Paeoniaceae の Paeonia veitchii LYNCH、P. obovata MAXIM の根である。『本草備要』には「赤芍薬。酸寒。肝経の血分に入り、血脈を通ず。肝火を瀉し、悪血を散ず。腹痛堅積、血痺癥瘕、腸風経閉、癰腫目赤を治す」とある。一味の処方として、衄血の止まらぬもの、赤芍薬を末にして水で二銭七を服す」（『本草綱目』）とある。

10 〔原文〕生地微寒、能清湿熱、骨蒸煩労、兼消瘀血。

〔和訓〕生地は微寒、能く湿熱を清し、骨蒸煩労、兼ねて瘀血を消す。

〔注〕 生地黄（しょうじおう）は、ゴマノハグサ科 Scrophulariaceae のアカヤジオウ Rehmannia glutinosa Liboschitz var. purpurea Makino、又は Rehmannia glutinosa Liboschitz の根の新鮮品。『本草備要』には「生地黄。大いに火を

瀉す。甘苦大寒。心腎に入り、丙火を瀉す。燥金を清す。瘀を消し、経を通
ず。諸の血逆を平にす。吐衄、崩中、傷寒陽強、痘症大熱を治す。多く服す
れば胃を損す。生にて掘り鮮なる者は、汁に搗き之を飲む、或は酒を用いて
製すれば、則ち胃を傷らず。生なれば則ち寒、乾なれば則ち涼、熱なれば則
温」とある。生地黄は、犀角地黄湯などに配合される。一味の処方として、
「月水（月経）止まざるは、生地黄汁一盞、酒一盞を煎じて一日二回服す」と
ある。

11　〔原文〕熟地微温、滋腎補血、益髄填精、烏髭黒髪。

〔和訓〕熟地は微温、腎を滋し血を補い、髄を益し精を填して、髭を烏くし
髪を黒くす。

〔注〕熟地黄（じゅくじおう）は、ゴマノハグサ科 Scrophulariaceae のアカヤジ
オウ Rehmannia glutinosa Liboschitz var. *purpurea* Makino、又は *Rehmannia
glutinosa* Liboschitz の根を蒸したもの。『本草備要』には「熟地黄。肝腎を
平補す。甘にて微温。足少陰、厥陰経に入る。腎水を滋し、真陰を補い、骨
髄を填めて、精血を生ず。耳を聰くし目を明らかにし、髭を烏くし、髪を黒
くす。労傷風痺、胎産百病を治す。補血之上劑為り」とある。熟地黄は、四
物湯、六味地黄丸などに配合される。一味の処方として、「病後の虚汗、口
乾き、心燥するには熟地黄五両、水三盞を一盞半に煎じ、一日の内に全部を
三回に分服する」、「吐血咳嗽は、熟地黄末を一日三回一銭づつ酒で服す」（『本
草綱目』）とある。

12　〔原文〕麦門甘寒、解渇祛煩、補心清肺、虚熱自安。

〔和訓〕麦門は甘寒、渇を解し煩を祛る。心を補い肺を清し、虚熱は自ら安し。

〔注〕麦門は、麦門冬（ばくもんどう）である。麦門冬は、ユリ科 Liliaceae の多
年草、ジャノヒゲ Ophiopogon japonicus Ker-Gawler、コヤブラン Liriope
spicata Lour. の根の膨らんだ部分である。『神農本草経』には「麦門冬。味
は甘、平。心腹結気、傷中傷飽、胃絡脉絶、羸痩短気を治す。久しく服せば、
身を軽くし、老いず。飢えず」とある。『名医別録』には「麦門冬。微寒、
毒無し。身重、目黄、心下支満、虚労客熱、口乾燥渇を主る。嘔吐を止め、

痿蹶を愈やし、陰を強め、精を益す。穀を消し中を調え、神を保ち、肺気を定め、五臓を安んず。人をして肥健ならしむ。顔色を美くし、子有らしむ」とある。麦門冬湯などに配合される。一味の処方として、「虚労客熱は、麦門冬の煎湯を頻りに飲む」とある。

13　（原文）天門甘寒、肺痿肺癰、消痰止嗽、喘熱有功。

〔和訓〕天門は甘寒、肺痿肺癰、痰を消し嗽を止む、喘熱には功有り。

〔注〕天門は、天門冬（てんもんどう）である。天門冬は、ユリ科 Liliaceae のクサスギカズラ *Asparagus cochinchinensis* である。『神農本草経』には「天門冬。味は苦、平。諸の暴な風湿、偏痺を治し、骨髄を強め、三虫を殺し、伏尸を去る。久しく服せば、身を軽くし、気を益し、年を延ぶ」とある。『名医別録』には「天門冬。甘、大寒、毒無し。肺気を保定し、寒熱を去り、肌膚を養い、気力を益し、小便を利し、冷して能く補い、飢えず」とある。一味の処方として、「虚労で身体の痛むものは、天門冬末を一日三回、酒で方寸匕づつを服す」（『本草綱目』）とある。

14　（原文）黄連味苦、瀉心除痞、清熱明眸、濃腸止痢。

〔和訓〕黄連は味苦、心を瀉し痞を除く、熱を清し眸（ひとみ）を明らかにす、腸を厚くし痢を止む。

〔注〕黄連（おうれん）は、キンポウゲ科 Ranunculaceae のシナオウレンの *Coptis chinensis* FRANCH.、日本産はオウレン *Coptis japonica* Makino の根茎である。『神農本草経』には「黄連。味は苦、寒。川谷に生ず。熱気、目痛、眥傷、泣出で、目を明らかにし、腸澼腹痛下利、婦人陰中腫痛を治す。久しく服せば、人をして、忘れざらしむ」とある。『名医別録』には「黄連。微寒、毒無し。五臓冷熱、久しく下る泄澼、膿血を主る。消渇、大驚を止め、水を除き骨を利し、胃を調え、腸を厚くし、胆を益し、口瘡を療す」とある。一味の処方として、「熱毒血痢は、黄連一両を水二升で半升に煮取り、一夜露して空腹に熱服し、少時安静に横臥すれば一両日で止む」（『本草綱目』）とある。黄連解毒湯、葛根黄芩黄連湯、半夏瀉心湯、黄連湯などに配合される。

15 〔原文〕黄芩苦寒、枯瀉肺火、而清大腸、湿熱皆可。

〔和訓〕黄芩は苦寒、枯は肺火を瀉し、大腸を清し、湿熱には皆可なり。

〔注〕 黄芩（おうごん）は、シソ科 Labiatae のコガネバナ *Scutellaria baicalensis Georgi* の根である。枯芩は、黄芩の中で中虚であるもの。『神農本草経』には「黄芩。味は苦、平。川谷に生ず。諸熱黄疸、腸澼泄利、水を逐い、血閉を下し、悪瘡疽蝕火瘍を治す」とある。『名医別録』には「黄芩。大寒、毒無し。痰熱、胃中熱、小腹絞痛を療し、穀を消し、小腸、女子血閉、淋露、下血、小児腹痛を利す」とある。一味の処方として一味黄芩湯があり、「李時珍が二十歳の時、感冒が原因で長期間の咳嗽と発熱し、皮膚は焼く様に熱く、痰を吐き、食事も取れず、眠れず煩渇し、脈は浮洪であった。あらゆる薬を服用したが無効で、症状は一か月以上持続した。黄芩一味を煎じて服用したところ、翌日から解熱して諸症状は改善した」（『本草綱目』）とある。小柴胡湯、黄芩湯、黄連解毒湯に配合される。

16 〔原文〕黄柏苦寒、降火滋陰、骨蒸湿熱、下血堪任。

〔和訓〕黄柏は苦寒、火を降し陰を滋し、骨蒸湿熱、下血、任いるに堪えたり。

〔注〕 黄柏（おうばく）は、ミカン科 Rutaceae のキハダ *Phellodendron amurense Ruprecht* の樹皮である。堪任は、十分に任にあたることができる。『神農本草経』には「蘗木（黄柏）。味は苦、寒。山谷に生ず。五臓腸胃中結気熱、黄疸、腸痔、泄利を止め、女子漏下赤白、陰陽蝕瘡を治す」とある。『名医別録』には「蘗木（黄柏）。毒無し。驚気皮間に在り、肌膚熱し赤く起り、目熱赤痛、口瘡を療す。久しく服せば、神に通ず。根は、心腹百病を主る。魂魄を安んじ、飢渇せず。久しく服せば、身を軽くし、年を延べ、神に通ず」とある。一味の処方として、「口舌に生じた瘡に、外台秘要では黄柏を用い含むが良し」（『本草綱目』）とある。筆者は、口内炎に対して、黄柏一味の煎薬をうがい薬として用いている。黄連解毒湯、梔子柏皮湯に配合される。

17 〔原文〕梔子性寒、解鬱除煩、吐衄胃痛、火降小便。

〔和訓〕梔子は性寒、鬱を解し煩を除き、吐衄、胃痛、火を小便より降す。

〔注〕 梔子（しし）は、アカネ科 Rubiaceae のクチナシ 梔子 *Gardenia*

jasminoides Ellis の果実である。『神農本草経』には「梔子。味は苦、寒。川谷に生ず。五内邪気、胃中熱気、面赤、酒皰齄鼻、白癩赤癩、瘡瘍を治す」とある。『名医別録』には「梔子。大寒、無毒。目熱赤痛、胸中の心、大小腸の大熱、心中煩悶、胃中熱気を療す」とある。一味の処方として、「下痢鮮血に、梔子仁を灰に焼き一銭匕を水で服す」、「霍乱転筋、心腹脹満し、また吐下を得ぬには、梔子十四箇を焼いて研り熱酒で服す、立ちどころに癒える」（『本草綱目』）とある。茵蔯蒿湯、黄連解毒湯に配合される。

18　〔原文〕連翹苦寒、能消癰毒、気聚血凝、湿熱堪逐。

〔和訓〕連翹は苦寒、能く癰毒を消し、気聚り血凝り、湿熱を逐うに堪えたり。

〔注〕連翹（れんぎょう）は、モクセイ科 Oleaceae のレンギョウ 連翹 *Forsythia suspensa* Thunb.Vahl の果実である。『神農本草経』には「連翹。味は苦、平。山谷に生ず。寒熱鼠瘻、瘰癧癰腫、悪瘡瘻瘤、結熱蠱毒を治す」とある。『名医別録』には「連翹。毒無し。白蟲を去る」とある。清上防風湯、荊芥連翹湯などに配合され、多くの皮膚疾患に用いられる。張元素は、連翹の３つの効能を述べている。①心経の客熱を瀉す。②上焦の諸熱を去る。③瘡瘍に用いる（『医学啓源』）。

19　〔原文〕石膏大寒、能瀉胃火、発渇頭疼、解肌立妥。

〔和訓〕石膏は大寒、能く胃火を瀉し、発渇頭疼、肌を解し立どころに妥し。

〔注〕石膏（せっこう）は、天然の含水硫酸カルシウムである。『神農本草経』には「石膏。味は辛、微寒。中風寒熱、心下逆気、驚喘、口乾舌焦、息する能わざるもの、腹中堅痛を治す」とある。『名医別録』には「石膏。甘、大寒、毒無し。時気の頭痛、身熱、三焦の大熱、皮膚の熱、腸胃中の膈気を除き、解肌発汗し、消渇、煩逆、腹脹、暴気喘息、咽熱を止む。浴湯を作す可し」とある。一味の処方として、「乳汁下らずは、石膏三両を水二升で三回煮沸し、三日に飲み尽くすが妙である」「油による火傷の痛み忍び難きには、石膏末を付けるが良し」（『本草綱目』）とある。大青竜湯、越婢加半夏湯、麻杏甘石湯、白虎湯などに配合される。

20 〔原文〕滑石沈寒、滑能利竅、解渇除煩、湿熱可療。

〔和訓〕滑石は沈寒、能く滑り竅を利し、渇を解し煩を除く、湿熱療すべし。

【注】滑石 (かっせき) は、ハロサイト Halloysite、$Al_2O_3 \cdot 2SiO_4 \cdot 4H_2O$ である。『神農本草経』には「滑石。味は甘、寒。身熱、泄澼、女子の乳難、癃閉を治す。小便を利す。胃中積聚寒熱を蕩ぎ、精気を益す。久しく服せば身を軽くし、飢に耐え年を長くす」とある。『名医別録』には「滑石。大寒、毒無し。九竅六腑津液を通じ、留結を去り、渇を止め、人をして中を利なさしむ」とある。一味の処方として、「婦人の産後の尿閉は、小便を過度に忍んだために起こるのであり、滑石末二銭を葱湯で服す」(『本草綱目』) とある。猪苓湯などに配合される。

21 〔原文〕知母味苦、熱渇能除、骨蒸有汗、痰咳皆舒。

〔和訓〕知母は味苦、熱渇能く除き、骨蒸有汗、痰咳、皆、舒ぶ。

【注】知母 (ちも) は、ユリ科 Liliaceae のハナスゲ Anemarrhena asphodeloides Bunge の根茎である。『神農本草経』には「知母。味は苦、寒。川谷に生ず。消渇熱中を治す。邪気、肢體浮腫を除き、水を下し、不足を補い、気を益す」とある。『名医別録』には「知母。無毒。傷寒、久瘧の煩熱、脅下の邪気、膈中悪、及び風汗内疸を療す。多服すれば人をして泄せしむ」とある。一味の処方として、「妊娠腹痛、月が足らずして臨産の如き痛を発するには、知母二両を末にして蜜で梧子大の丸にし、二十丸づつを粥飲で服す」(『本草綱目』) とある。白虎湯、酸棗仁湯に配合される。

22 〔原文〕貝母微寒、止嗽化痰、肺癰肺痿、開鬱除煩。

〔和訓〕貝母は微寒、嗽を止め痰を化す、肺癰肺痿、鬱を開き煩を除く。

【注】貝母 (ばいも) は、ユリ科 Liliaceae のアミガサユリ 浙貝母 Fritillaria thunbergii Miq.、川貝母 Fritillaria cirrhosa D. Don などの鱗茎である。『神農本草経』には「貝母。味、辛、平。傷寒煩熱、淋瀝、邪気疝瘕、喉痺、乳難、金創風痙を治す」とある。『名医別録』には「貝母。苦微寒、毒無し。腹中結実、心下満、洗洗悪風寒、目眩項直、欬嗽上気を療す。煩熱渇、出汗を止め。五臓を安んじ、骨髄を利す」とある。一味の処方として、「吐血、

貝母を炮り研り、温漿水二銭を服す」（『本草綱目』）とある。三物白散、当帰
貝母苦参丸に配合される。

23　〔原文〕大黄苦寒、破血消瘀、快膈通陽。破除積聚。
〔和訓〕大黄は苦寒、血を破り瘀を消し、膈を快にし陽を通じ、積聚を破除す。

〔注〕大黄（だいおう）は、タデ科 Polygonaceae のダイオウ *Rheum palmatum* L.、*Rheum tanguticum* Maximowicz、*Rheum officinale* Baillon、*Rheum coreanum* Nakai の根茎である。『神農本草経』には「大黄。味は苦、寒。山谷に生ず。瘀血血閉、寒熱を下し、癥瘕積聚、留飲宿食を破り、腸胃を蕩滌す。陳きを推し新を致し、水穀を通利し、中を調え食を化し、五臓を安和す」とある。『名医別録』には「大黄。将軍、大寒、毒無し。胃を平にし気を下し、痰実、腸間の結熱、心腹脹満、女子の寒血閉脹、小腹痛、諸の老血留結を除く」とある。一味の処方として、があり、「婦人の瘀血による腹痛は、大黄一両を酒二升で煮て十沸し、頓服して通じを付ける」（『本草綱目』）とある。大黄甘草湯、大柴胡湯、大黄牡丹皮湯などに配合される。

24　〔原文〕芒硝苦寒、実熱積聚、蕩痰潤燥、疏通便閉。
〔和訓〕芒硝は苦寒、実熱積聚、痰を蕩き燥を潤す、便閉を疏通す。

〔注〕芒硝は含水硫酸ナトリウムである。正倉院に保管されていた「芒硝」は含水硫酸マグネシウムである。『神農本草経』には「芒硝。味は苦、寒。百病を主る。寒熱邪気を除き、六府の積聚、結固留癖を逐う。能く七十二種の石と化す。餌を錬りて之を服せば、身を軽くし、神仙となる」とある。『名医別録』には「芒硝。辛、大寒、毒無し。胃中の食飲熱結、留血、閉絶、停痰痞満を破り、陳を推して新しきを致す」とある。一味の処方として、「骨蒸熱病に、芒硝末を方寸匕一日二回水で服す」（『本草綱目』）とある。大陥胸湯、大承気湯、調胃承気湯、桃核承気湯に配合される。

25　〔原文〕柴胡味苦、能瀉肝火、寒熱往来、瘧疾均可。
〔和訓〕柴胡は味苦、能く肝火を瀉し、寒熱往来、瘧疾に均しく可なり。

〔注〕柴胡（さいこ）は、セリ科 Apiaceae のミシマサイコ *Bupleurum*

scorzonerifolium の根である。『神農本草経』には「柴胡。味は苦、平。心腹を治し、腸胃中結気、飲食、積聚、寒熱邪気を去る。陳きを推して新しきを致す。久しく服せば、身を軽くし、目を明らかにし、精を益す」とある。『名医別録』には「柴胡。微寒、無毒。傷寒、心下煩熱、諸の痰熱結実、胸中の邪逆、五臓間の游気、大腸に積水が停し脹れ、及び湿痺拘攣を除く」とある。小柴胡湯、柴胡桂枝湯、柴胡桂姜湯、大柴胡湯、柴胡加芒消湯、柴胡加竜骨牡蛎湯に配合される。

26 〔原文〕前胡微寒、寧嗽消痰、寒熱頭疼、痞悶能安。

〔和訓〕前胡は微寒、嗽を寧し痰を消し、寒熱頭疼、痞悶を能く安す。

【注】 前胡 (ぜんこ) は、セリ科 Umbelliferae の白花前胡 *Peucedanum praeruptorum* Dunn. の根である。『神農本草経』には記載はない。『名医別録』には「前胡。味苦、微寒、無毒。痰満、胸脅中痞、心腹結気、風頭痛を療し主る。痰実を去る。気を下し、傷寒寒熱を治す。陳を推し新を致し、目を明らかにし精を益す」とある。一味の処方として、「小児夜啼き、前胡を搗き篩って蜜で小豆大の丸にし、日毎に一丸づつ漸次五六丸までを熟水で服し瘥えるを度とする」(『本草綱目』) とある。

27 〔原文〕升麻性寒、清胃解毒、升提下陥、牙疼可逐。

〔和訓〕升麻は性寒、胃を清し毒を解し、下陥を升提し、牙疼、逐うべし。

【注】 升麻 (しょうま) は、キンポウゲ科 Ranunculaceae のサラシナショウマ *Cimicifuga simplex* Wormskjord の根茎を乾燥したもの。『神農本草経』には「升麻。味は甘、平。山谷に生ず。百毒を解す。百精老物殃鬼を殺し、温疫、鄣邪、蠱毒を辟く」とある。『名医別録』には「升麻。味甘、苦、平、微寒、毒無し。百毒を解し、百精、老物、殃鬼を殺し、温疫、瘴氣、邪気、蠱毒を辟け、口に入れば皆吐出す。中悪、腹痛、時気毒癘、頭痛寒熱、風腫諸毒、喉痛口瘡を主る」とある。一味の処方として、「俄かに起こった腫毒に、升麻をお酢で磨って頻りに塗る」(『本草綱目』) とある。乙字湯、補中益気湯、麻黄升麻湯、升麻鼈甲湯、立効散などに含まれている。

28　〔原文〕**桔梗味苦、療咽腫痛、載薬上升、開胸利壅。**

〔和訓〕**桔梗は味苦、咽腫痛を療し、薬を載せて上升し、胸を開き壅を利す。**

〔注〕桔梗（ききょう）は、キキョウ科 Campanulaceae のキキョウ *Platycodon grandiflorum* A. De Candolle の根である。『神農本草経』には「桔梗。味は辛、微温。山谷に生ず。胸脇み刀刺の如き痛み、腹満腸鳴幽幽、驚恐悸気を治す」とある。『名医別録』には「桔梗。苦、小毒有り。五臓腸胃を利し、血気を補い、寒熱風痺を除き、中を温め穀を消し、喉咽痛を療し、蠱毒を下す」とある。一味の処方として、「喉痺毒気に、桔梗二両、水三升を一升に煎じて頓服す」「衄血に、桔梗を末にし、一日四回水で方寸匕づつを服す」（『本草綱目』）とある。桔梗湯、十味敗毒湯、小柴胡湯桔梗石膏に配合される。

29　〔原文〕**紫蘇味辛、風寒発表、梗下諸気、消除脹満。**

〔和訓〕**紫蘇は味辛、風寒表を発し、梗は諸気を下し、脹満を消除す。**

〔注〕紫蘇（しそ）は、シソ科 Lamiaceae のシソ、紫蘇 *Perilla frutescens* var. *crispa* である。『神農本草経』には記載がない。『名医別録』には「蘇。味辛、温。気を下し、寒中を除くを主る」とある。一味の処方として、「傷寒気喘に、喘して止まないものに赤紫蘇一把を水三升で一升に煮取って少しづつ飲む」（『本草綱目』）とある。

30　〔原文〕**麻黄味辛、解表出汗、身熱頭疼、風寒発散。**

〔和訓〕**麻黄は味辛、表を解し汗を出だし、身熱頭疼、風寒を発散す。**

〔注〕麻黄（まおう）は、マオウ科 Ephedraceae の麻黄 *Ephedra sinica* Stapf、*E. intermedia* Schrenk et C. A. Meyer、又は *E. equisetina* Bunge の地上茎である。『神農本草経』には「麻黄。味は苦、温。川谷に生ず。中風、傷寒、頭痛、温瘧を治す。表を発し、汗を出だし、邪熱気を去り、欬逆上気を止め、寒熱を除き、癥堅積聚を破る」とある。『名医別録』には「麻黄。微温、無毒。五臓の邪気の緩急、風脅痛、字乳、餘疾を主る。好唾をするを止む。腠理を通し、傷寒頭疼を疏し、肌を解し、邪悪気を泄し、赤黒斑毒を消す。多服すべからず。人をして虚せしむ」とある。一味の処方として、「産後の腹痛、及び下血の尽きぬには、麻黄を節を去って末にし、一日二、三回方寸匕づつ

を服す」(『本草綱目』) とある。麻黄湯、越婢加朮湯、桂枝二越婢一湯、葛根湯、大青竜湯などに配合される。

31 (原文) 葛根味甘、傷寒発表、温瘧往來、止渇解酒。

〔和訓〕葛根は味甘、傷寒表を発し、温瘧往来に、渇を止め酒を解す。

【注】葛根 (かっこん) は、マメ科 Leguminosae の葛 *Pueraria lobata* Ohwi の根である。『神農本草経』には「葛根。味は甘、平。川谷に生ず。消渇、身大熱、嘔吐、諸痺を治す。陰気を起こし、諸毒を解す」とある。『名医別録』には「葛根。無毒。傷寒中風頭痛を療し、肌を解し表を発し汗を出し、膝理を開き、金瘡を治し、痛、脅風痛を止む」とある。一味の処方として、「妊娠熱病に、葛根汁二升を三回に分服す」「小児の熱渇、久しく止まぬには、葛根半両を水で煎じて服す」(『本草綱目』) とある。葛根湯、葛根黄芩黄連湯に配合される。

32 (原文) 薄荷味辛、最清頭目、祛風化痰、骨蒸宜服。

〔和訓〕薄荷は味辛、最も頭目を清し、風を祛り痰を化し、骨蒸宜しく服すべし。

【注】薄荷 (はっか) は、シソ科 Labiatae のハッカ *Mentha arvensis* L. var. *piperascens* MALINVAUD の葉である。『本草備要』には「薄荷。軽、宣、風熱を散ず。辛は能く散ず、涼は能く清す。升浮は能く汗を発す。肝気を捜して肺の盛なるを抑う。風熱を消散し、頭目を清利す。頭痛頭風、中風失音、痰嗽舌胎、眼目、咽喉、口歯の諸病、皮膚癮疹、瘰癧瘡疥、小児の驚熱、骨蒸を治す。血を破り痢を止む。虚人は多服するに宜しからず」とある。一味の処方として、「衄血止まざるに、薄荷汁を滴す。或は乾けるものを水で煮て綿につつんで鼻を塞ぐ」(『本草綱目』) とある。加味逍遙散、清上防風湯、荊芥連翹湯などに含まれている。

33 (原文) 防風甘温、能除頭暈、骨節痺痛、諸風口噤。

〔和訓〕防風は甘温、能く頭暈、骨節、痺痛、諸風の口噤を除く。

【注】防風 (ぼうふう) は、セリ科 Apiaceae のボウフウ *Saposhnikovia divaricata* Schischkin の根及び根茎である。『神農本草経』には「防風。味

は甘、温。川沢に生ず。大風、頭眩痛、悪風風邪、目盲見る所無きもの、風周身を行り、骨節疼痹、煩満を治す。久しく服せば、身を軽くす」とある。『訂補薬性提要』には「防風。辛甘微温。表を発す。肺を清す。風湿を去る。頭目滞気を散ず」とある。一味の処方として、「烏頭、附子、天雄の毒を解す。防風の煎汁を飲む」（『本草綱目』）とある。桂枝芍薬知母湯、防風通聖散、十味敗毒湯などに配合される。

34　〔原文〕荊芥味辛、能清頭目、表汗祛風、治瘡消瘀。

〔和訓〕荊芥は味辛、能く頭目清し、汗を表し風を袪る、瘡を治し瘀を消す。

〔注〕 荊芥（けいがい）は、シソ科 Labiatae のケイガイ Schizonepeta tenuifolia Briquet の花穂である。『訂補薬性提要』には「荊芥。辛苦温。風湿を散ず。頭目を清す。血脈を通ず。班疹瘡疥を治す」とある。荊芥は、『本草綱目』には「風熱を散ず」「頭目を清す」とある。荊芥は、十味敗毒湯に含まれている。一味の処方として、「中風口噤、荊芥穂を末にして酒で二銭を服すれば立ち所に治る」（『本草綱目』）とある。

35　〔原文〕細辛辛温、少陰頭痛、利竅通関、風湿皆用。

〔和訓〕細辛は辛温、少陰の頭痛、竅を利し関を通し、風湿に皆用う。

〔注〕 細辛（さいしん）は、ウマノスズクサ科 Alistolochiaceae のケイリンサイシン Asarum heterotropoides var. mandshuricum、ウスバサイシン Asarum sieboldii の全草である。『神農本草経』には「細辛。味は辛、温。欬逆、頭痛、脳動、百節拘攣、風湿痹痛、死肌を治す。目を明らかにし、九竅を利す。久しく服せば、身を軽くし、年を長ず」とある。『訂補薬性提要』には「細辛。辛温、風寒を散ず。停水を行らす。頭風脳痛を治す」とある。一味の処方として、「暗風卒倒、人事不省なるは、細辛末を鼻中に吹き入れる」（『本草綱目』）とある。小青竜湯、苓甘姜味辛夏仁湯、麻黄附子細辛湯などに配合される。

36　〔原文〕羌活微温、祛風除湿、身痛頭疼、舒筋活骨。

〔和訓〕羌活は微温、風を袪り湿を除く、身痛頭疼、筋を舒め骨を活す。

〔注〕 羌活（きょうかつ）は、セリ科 Umbelliferae の Notopterygium incisum

Ting ex H. T. Chang、又は *Notopterygium forbesii* Boissieu の根又は根茎である。『訂補薬性提要』には「羌活。辛苦平。遊風を発散し、湿に勝つ」とある。『本草備要』には「羌活。宣。遊風を捜し、表を発し、湿に勝つ。辛苦性温、気雄にして散ず。味薄上升。足の太陽に入り、以て遊風を理む。兼て足少陰、厥陰の気分に入り、肝気を瀉し、肝風を捜す。小として不入らざる無く、大として通ぜざる無し。風湿相搏ち、本經の頭痛、督脈病を為し、脊強りて厥す。剛痙柔痙、中風不語、頭旋目赤きを治す。肌表八風の邪を散ず。周身百節の痛を利す」とある。一味の処方として、「産後の腹痛、羌活二両を酒で煎じて服す」(『本草綱目』)とある。羌活は、蠲痺湯などに配合される。

37 〔原文〕独活甘苦、頸項難舒、両足湿痺、諸風能除。
〔和訓〕独活は甘苦、頸項舒び難し、両足湿痺、諸風能く除く。

【注】独活 (どっかつ) は、セリ科 Apiaceae のシシウド *Angelica pubescens* やウコギ科 Araliaceae のウド *Aralia cordata* Thunberg の根である。『神農本草経』には「独活。味、苦、平。風寒所撃、金創を治す。痛を止め、賁豚、癇痙、女子疝瘕を治す」とある。『訂補薬性提要』には「独活。辛苦平。伏風を駆逐し、湿を除く」とある。一味の処方として、「中風口噤、全身が冷えて意識明瞭ならざるは独活四両を酒一升で半升に煎じて服す」(『本草綱目』)とある。独活寄生湯などに配合される。

38 〔原文〕白芷辛温、陽明頭痛、風熱瘙痒、排膿通用。
〔和訓〕白芷は辛温、陽明の頭痛、風熱、瘙痒、膿を排し通用す。

【注】白芷 (びゃくし) は、セリ科 Umbelliferae のヨロイグサ 白芷 *Angelica dahurica*、Bentham et Hooker、及びエゾヨロイグサ 川白芷 *Angelica anomala* Lallem. の根である。『神農本草経』には「白芷。味は辛、温。女人漏下赤白、血閉陰腫、寒熱、風頭目を侵し涙出づるを治す。肌膚を長じて、潤澤あらしむ、面脂をつくるべし」とある。『訂補薬性提要』には「白芷。辛温。風湿を散ず。頭痛、牙疼、鼻淵及び婦人血証を治す」とある。一味の処方として、「婦人の難産、白芷五銭を水で煎じて服す」(『本草綱目』)とある。

39　〔原文〕藁本気温、除痛顚頂、寒湿可祛、風邪可屏。

〔和訓〕藁本は気温、痛顚頂を除、寒湿祛るべし、風邪 屏 べし。
<small>しりぞく</small>

【注】 藁本 <small>(こうほん)</small> は、セリ科 Umbelliferae の遼藁本 *Ligusticum jeholense* Nakai et Kitag.、藁本 *Ligusticum sinense* Oliv. の根と根茎である。『神農本草経』には「藁本。味は辛、温。山谷に生ず。婦人疝瘕、陰中寒腫痛、腹中急を治す。風頭痛を除き、肌膚を長じ、顔色を悦ばしむ」とある。『訂補薬性提要』には「藁本。辛温。風寒湿を去る。頭疼、脳に連なるを治す」とある。

40　〔原文〕香附味甘、快気開鬱、止痛調経、更消宿食。

〔和訓〕香附は味甘、気を快し鬱を開き、痛を止め経を調え、更に宿食を消す。

【注】 香附は、香附子 <small>(こうぶし)</small>、莎草根 <small>(しゃそうこん)</small> と同じであり、カヤツリグサ科 Cyperaceae のハマスゲ *Cyperus rotundus* L. の根茎を乾燥したものである。『訂補薬性提要』には「香附子。甘苦平。一切の気疾を治す。十二経を通行す。血を順す。胎産百病を治す」とある。一味の処方として、「肺破喀血、一日二回、香附子末一銭を米飲で服す」、「婦人の頭痛、香附子末を一日三、五回、三銭づつ茶で服す」(『本草綱目』) とある。

41　〔原文〕烏薬辛温、心腹脹痛、小便滑数、順気通用。

〔和訓〕烏薬は辛温、心腹脹痛、小便滑数、気を順し通用す。

【注】 烏薬 <small>(うやく)</small> は、クスノキ科 Lauraceae 烏薬 *Lindera strychnifolia* F. Vill. (テンダイウヤク) の根を乾燥したものである。『訂補薬性提要』には「烏薬。辛温。気を順す。風を散ず。血凝気滞を治す」とある。『本草備要』には、「烏薬。宣。気を順す。辛温香竄。脾肺の二経に入り、能く胸腹邪逆の気を疏し。一切の腫痛の気に属する者の皆治す可し。気順すれば則ち風散じ、故に用て以て、中風、中気、及び膀胱冷気、反胃吐食、霍乱瀉痢、女人血凝り気滞り、小児蚘蚘を治す。外瘡癤疥癃の如き、皆、血逆、気を理め亦た之を治すべく成る。猫犬の百病を療す」とある。烏苓通気湯、烏薬順気散に配合される。一味の処方として、「血痢、瀉血に、烏薬を焼いて性を存して研り、陳い米飯で梧子大の丸にし、三十丸づつ米飲で服す」(『本草綱目』) とある。

42 〔原文〕枳実味苦、消食除痞、破積化痰、衝牆倒壁。

〔和訓〕枳実は味苦、食を消し痞を除く、積を破り痰を化す、牆^{かき}を衝き壁を倒す。

〔注〕枳実（きじつ）は、ミカン科 Rutaceae のダイダイ *Citrus aurantium* L.、イチャンレモン *C. wilsonli* Tanaka、カラタチ *Poncirus trifoliata* Rafin. などの未熟果実である。朱丹渓著『本草衍義補遺』の「枳実は痰を瀉し、能く牆を衝き壁を倒し、竅を滑し気を瀉するの薬なり」を引用していると思われる。『神農本草経』には「枳実。味は苦、寒。川沢に生ず。大風、皮膚中に在りて、麻豆の如く苦痒を治す。寒熱熱結を除き、利を止め、肌肉を長じ、五臓を利し、気を益し、身を軽くす」とある。『訂補薬性提要』には「枳実。苦酸。微寒。気を破る。痰を行す。胸膈を利す。腸胃を寛す」とある。一味の処方として、「卒の胸痺痛、枳実を擣いて末にし、湯で方寸匕を服す。昼三服、夜一服」（『本草綱目』）とある。

43 〔原文〕枳殻微温、快気寛腸、胸中気結、脹満堪嘗。

〔和訓〕枳殻は微温、気を快し腸を寛す、胸中気結、脹満を嘗^なむるに堪^たえたり。

〔注〕枳殻（きこく）は、ミカン科 Rutaceae のダイダイ *Citrus aurantium* L.、イチャンレモン *C. wilsonli* Tanaka、カラタチ *Poncirus trifoliata* Rafin. などの成熟果実である。幼果を「枳実」、更に成育の進んだ未熟果を「枳殻」とする。堪（かん、たん）は、たえる、我慢する意味。嘗は、なめる、経験する意味。『訂補薬性提要』には「枳殻。味、功は、は枳実と同じにして力は緩で、小異となす」とある。『本草備要』には「枳実（きじつ）、枳殻（きこく）。瀉。気を破り、痰を行す。枳実小、枳殻大、苦酸微寒。其の功は皆能く気を破る。気行れば則ち痰行り喘止み、痞脹消す。痛刺息み、後重除かる。胸痺結胸、食積痰癖、癥結五膈、嘔逆咳嗽、水腫脇脹、瀉痢淋閉、腸風痔腫を治す。風を除き痺を去る。胃を開き脾を健にす。主る所は略^{ほぼ}同じ。但だ枳実は胸膈を利し、枳殻は腸胃を寛にす。枳実は力猛し。枳殻は力緩し。少異と為す。妊婦及び気虚の人は用うるを忌む。皮厚くして小なる者は枳実と為す。殻薄く虚大なる者は枳殻と為す。陳き者は良し。麩にて炒り用う」とある。枳実、枳殻は、小承気湯などに配合される。

44　〔原文〕白蔲辛温、能祛瘴翳、益気調元、止嘔翻胃。

〔和訓〕白蔲は辛温、能く瘴翳を祛り、気を益し元を調う、翻胃の嘔を止む。

〔注〕白蔲は、白豆蔲（びゃくずく）と同じで、ショウガ科 Zingiberaceae のビャクズク属植物 *Amomum kravanh* PIERRE ex GAGNEP. の成熟果実である。『訂補薬性提要』には「白荳蔲。辛温。脾胃を暖む。食を化す。気を行す。膨満を寛ぐ」とある。『本草備要』には、「白豆蔲は宣、気を行す。胃を暖む。辛熱。三焦を流れ行ちし、脾胃を温暖し、肺家の本薬となす。滞気を散じ、酒積を消し、寒燥湿を除き、食を化し膨を寛ぐ。脾虚、瘧疾、寒に感じ腹痛、吐逆反胃、白睛翳膜、太陽経の目眦紅筋を治す」とある。『訂補薬性提要』には、「白豆蔲。辛温。脾胃を暖む。食を化す。気を行す。膨満を寛ぐ」とある。

45　〔原文〕青皮苦寒、能攻気滞、削堅平肝、安脾下食。

〔和訓〕青皮は苦寒、能く気滞を攻め、堅を削り肝を平にし、脾を安んじ食を下す。

〔注〕青皮（せいひ）は、青橘皮（せいきっぴ）とも言い、ミカン科 Rutaceae のオオベニミカン *Citrus tangerina* HORT.ex TANAKA、コベニミカン *Citrus erythrosa* TANAKA、その他同属植物の成熟前の果皮である。『訂補薬性提要』には「青橘皮。辛苦温。肝を瀉す。気を破る。痞を消す」とある。張元素は、「青皮。気温味辛、気滞、食を消し、積を破る」（『医学啓源』）と述べている。

46　〔原文〕陳皮甘温、順気寛膈、留白和脾、消痰去白。

〔和訓〕陳皮は甘温、気を順げ、膈を寛げ、白を留めば脾を和し、痰を消すには白を去る。

〔注〕陳皮（ちんぴ）は、陳橘皮（ちんきっぴ）とも言い、ミカン科 Rutaceae のオオベニミカン *Citrus tangerina* HORT. ex TANAKA、コベニミカン *Citrus erythrosa* TANAKA、うんしゅうみかん *Citrus unshiu* Marcov、その他同属植物の成熟果皮である。『神農本草経』には「陳皮。味は辛、温。胸中瘕熱、逆気を治す。水穀を利す。久しく服せば、臭を去り、気を下し、神に通ず」

とある。『訂補薬性提要』には「陳橘皮。中を調え、膈を快くし、滞を導き、気を理め、湿を燥す」とある。一味の処方として、「諸気の呃噎（げっぷ）、陳皮二両を瓤 を去り、水一升で五合に煎じて頓服す」（『本草綱目』）とある。陳皮の白い部分は脾を和す効能があると述べている。

47 〔原文〕蒼朮甘温、健脾燥湿、発汗寛中、更袪瘴疫。

〔和訓〕蒼朮は甘温、脾を健やかにし、湿を燥し、汗を発し、中を寛げ、更に瘴疫（しょうえき）を袪（き）る。

【注】 蒼朮 (そうじゅつ) は、キク科 Compositae の蒼朮 *Atractylodes lancea* (Thunb.) DC. ホソバオケラの根茎である。古代では蒼朮、白朮を分けておらず、陶弘景が蒼朮、白朮を分けて記載した。古方では朮とあれば、蒼朮を用いるのが一般的である。『訂補薬性提要』には「蒼朮。苦温。胃を燥す。湿を除く。鬱を散ず。痰を逐う」とある。『本草備要』には、「蒼朮。脾を補い、湿を燥す。宣。気を升し、鬱を散ず。甘温、辛烈。胃を燥かし脾を強くす、汗を発し、湿を除く。能く胃中の陽気を升発す。吐瀉を止め、痰水を逐い、腫満を消し、悪気を辟る。風寒湿を散ず。痿を治する要薬為り。又た能く総て痰、火、気、血、湿、食、六鬱及び脾湿下流、腸風帯濁を解く。燥結し汗多き者は用いることを忌む」とある。真武湯や理中湯などに配合される。

48 〔原文〕厚朴苦温、消脹除満、痰気瀉痢、其功不緩。

〔和訓〕厚朴は苦温、脹を消し、満を除き、痰気瀉痢は、其の功は緩（ゆる）からず。

【注】 厚朴 (こうぼく) は、モクレン科 Magnoliaceae のホウノキ 厚朴 *Magnolia officinalis* Rehder et Wilson の樹皮や根皮である。『神農本草経』には「厚朴。味は苦、温。中風傷寒頭痛、寒熱驚気、血痺死肌を治す。三蟲を去る」とある。『訂補薬性提要』には「厚朴。苦辛温。中を寛ぐ。滞を化す。湿を去る。満を散ず。胃気を平す。痰飲を消す。蟲積を治す」とある。半夏厚朴湯、胃苓湯、神秘湯、桂枝加厚朴杏仁湯、潤腸湯に配合される。一味の処方として、「月水（月経）不通、厚朴三両を炙り切り、水三升で一升に煎じ二服に分けて空心に飲む」（『本草綱目』）とある。

49 〔原文〕**南星性熱、能治風痰、破傷跌打、風疾皆安。**

〔和訓〕**南星は性熱、能く風痰を治し、跌打の傷を破り、風疾は皆安し。**

〔注〕南星は、天南星（てんなんしょう）と同じで、虎掌（こしょう）とも言う。天南星は、サトイモ科 Araceae のナガヒゲウラシマソウ　天南星 *Arisaema consanguineum* Schott.、アムールテンナンショウ *Arisaema amurense* Maxim、マイズルテンナンショウ *Arisaema heterophyllum* Blume の塊根である。『神農本草経』には「虎掌（天南星）。味は苦、温。山谷に生ず。心痛、寒熱結気、積聚伏梁、傷筋、痿拘緩を治す。水道を利す」とある。『訂補薬性提要』には「天南星。辛苦温。毒有り。風湿に勝つ。痰を化す。結を破る。血を散ず」とある。一味の処方として、「破傷風瘡、生の天南星末を水で調えて瘡の周囲に塗る。水が出て奏功する」（『本草綱目』）とある。二朮湯に配合される。

50 〔原文〕**半夏味辛、健脾燥湿、痰痰頭疼、嗽吐堪入。**

〔和訓〕**半夏は味辛、脾を健にし湿を燥し、痰痰頭疼、嗽嘔入るに堪^{たえ}たり。**

〔注〕半夏（はんげ）は、サトイモ科 Araceae のカラスビシャク　半夏 *Pinellia ternata* (Thunb.) Breitenbach の塊根である。『神農本草経』には「半夏。味は辛、平。川谷に生ず。傷寒寒熱、心下堅、気を下し、喉咽腫痛、頭眩胸脹、欬逆腸鳴を治す。汗を止める」とある。『訂補薬性提要』には「半夏。辛温。小毒あり。湿痰の主薬となす。水飲を利す。逆気を下す。嘔吐を止める」とある。張元素は、半夏の４つの効能を、①脾胃の湿を燥し、②痰を化す、③脾胃の気を益す、④腫を消し結を散ず、と述べている（『医学啓源』）。小青竜湯、小半夏加茯苓湯、半夏白朮天麻湯に配合される。

51 〔原文〕**藿香辛温、能止嘔吐、発散風寒、霍乱為主。**

〔和訓〕**藿香は辛温、能く嘔吐を止め、風寒を発散し、霍乱を主と為す。**

〔注〕藿香（かっこう）は、シソ科 Labiatae のパチョリ *Pogostemon cablin* BENTH. の全草又は葉である。『訂補薬性提要』には「藿香。辛甘。微温。中を和す。胃を開く。嘔を止める。悪を避く。食を進む」とある。『本草備要』には「藿香。宣、悪気を去る。辛甘微温。手足太陰に入り、気を快にし中を和し、胃を開き嘔を止め、悪気を去り、飲食を進む。霍乱吐瀉、心腹絞痛、

肺虚有寒、上焦壅熱を治す」とある。一味の処方として、「口を香しくし臭いを去る。藿香を洗浄して湯に煎じ、時々うがいする」(『本草綱目』)とある。藿香正気散に配合される。

52 〔原文〕檳榔辛温、破気殺蟲、逐水祛痰、專除後重。

〔和訓〕檳榔は辛温、気を破り蟲を殺し、水を逐い痰を祛り、專ら後重を除く。

【注】檳榔(びんろう)は、檳榔子(びんろうじ)と同じである。檳榔は、ヤシ科Palmaeのビンロウジュ Areca catechu L. の成熟種子である。『訂補薬性提要』には「檳榔。苦平温。胸中の滞気を瀉す。水を行す。張満を泄す。堅を攻む。虫を殺す」とある。『本草備要』には「檳榔。気を瀉し、痰を行らし、堅を攻め、脹を去り、水を下し、食を消す。苦温は滞を破る。辛温は邪を散ず。胸中至高の気を瀉す。之をして下行せしむ。性、鐵石の如く、能く諸薬を墜して極下に至らしむ。堅を攻め脹を去り、食を消し痰を行らし、水を下し風を除き、蟲を殺し酒を醒ます。痰癖癥結、癥瘕瘰痢、水腫脚気、大小便気秘、裏急後重を治す。過服すれば真気を損す」とある。檳榔は、九味檳榔湯などに配合される。

53 〔原文〕腹皮微温、能下膈気、安胃健脾、浮腫消去。

〔和訓〕腹皮は微温、能く膈気を下し、胃を安んじ脾を健にし、浮腫消し去る。

【注】腹皮は、大腹皮(だいふくひ)と同じである。大腹皮は、ヤシ科Palmaeのビンロウ Areca catechu L.. の成熟果皮である。『訂補薬性提要』には「大腹皮。気を下す。水を行す。脾を和す」とある。『本草備要』には「大腹皮。気を瀉し、水を行す。辛は肺を泄し、温は脾を和す。気を下し水を行す。大小腸を通ず。水腫脚気、痞脹痰膈、瘴瘧霍乱を治す。気虚の者は用うること忌む」とある。大腹皮は、藿香正気散などに配合される。

54 〔原文〕香薷味辛、傷暑便澀、霍乱水腫、除煩解熱。

〔和訓〕香薷は味辛、暑に傷られ便澀り、霍乱水腫、煩を除き熱を解す。

【注】香薷(こうじゅ)は、シソ科Labiataeのナギナタコウジュ Elsholtzia splendens の全草。である。『訂補薬性提要』には「香薷。辛温。肌の熱を解

す。小便を利す。清暑の要薬と為す」」とある。『本草備要』には「香薷。宣、通、湿を利す、暑を清す。辛は皮膚之蒸を散じ、温は心腹の凝結を解す。金水に属し肺を主る、清暑の主薬と為す。肺気を清し、則ち小便行り熱降る。嘔逆水腫、脚気口気を治す。単服すれば霍乱転筋を治す」とある。一味の処方として、「心煩脇痛、胸に連なって痛み死せんとするには、香薷のついた汁一、二升を服す」（『本草綱目』）とある。

55　〔原文〕扁豆微涼、転筋吐瀉、下気和中、酒毒能化。

〔和訓〕扁豆は微涼、転筋、吐瀉、気を下し中を和し、酒毒を能く化す。

【注】扁豆 (へんず) は、白藊豆、白扁豆と同じであり、マメ科 Leguminosae のフジマメ Dolichos lablab の種子である。『訂補薬性提要』には「白藊豆。甘温。脾胃を調す。暑を消す。湿を除く」とある。『名医別録』には「藊豆。味甘、微温。中を和し、下気を主る」とある。一味の処方として、「霍乱転筋、白扁豆を末にし、酢で和して服す」「諸鳥肉の中毒、生扁豆末を冷水で服す」（『本草綱目』）とある。

56　〔原文〕猪苓味淡、利水通淋、消腫除湿、多服損腎。

〔和訓〕猪苓は味淡、水を利し淋を通じ、腫を消し湿を除く、多く服せば腎を損ず。

【注】猪苓 (ちょれい) は、サルノコシカケ科 Polyporaceae のチョレイマイタケ Polyporus umbellatus Fries の菌核である。『神農本草経』には「猪苓。味は甘、平。山谷に生ず。痎瘧を治す。毒蠱注不祥を解し、水道を利し、久しく服せば、身を軽くし、老に耐ゆ」とある。『訂補薬性提要』には「猪苓。甘淡。平。湿気を浸す。水道を利す。表裏を分解す。痎瘧を治す」」とある。一味の処方として、「通身腫満、小便利せぬには、猪苓五両を末にして熟水で方寸匕を服す」（『本草綱目』）とある。五苓散、猪苓湯に配合される。

57　〔原文〕沢瀉苦寒、消腫止渇、除湿通淋、陰汗自遏。

〔和訓〕沢瀉は苦寒、腫を消し渇を止め、湿を除き淋を通じ、陰汗自ら遏む。

【注】沢瀉 (たくしゃ) は、オモダカ科 Alismataceae のサジオモダカ Alisma

orientale Juzepczuk、又は、その近縁植物の塊茎である。『神農本草経』には「沢瀉。味は甘、寒。池沢に生ず。風寒湿痺、乳難を治す。水を消し、五臓を養い、気力を益し、肥え健やかとなる。久しく服せば、耳目聡明にして、飢えず年を延べ、身を軽くし、面に光を生ず」とある。『訂補薬性提要』には「沢瀉。甘淡微鹹平。膀胱に入る。小便を利す。湿熱を除く。消渇、嘔吐、瀉利を治す」とある。五苓散、猪苓湯、沢瀉湯、八味地黄丸、当帰芍薬散、茯苓沢瀉湯などに配合される。

58 〔原文〕**木通性寒、小腸熱閉、利竅通経、最能導滞。**

〔和訓〕**木通は性寒、小腸熱閉、竅を利し経を通じ、最も能く滞を導く。**

【注】木通（もくつう）は、アケビ科 Lardizabalaceae のアケビ *Akebia quinata* Decaisne、又は、その他同属植物の蔓性の茎である。『本草備要』には「木通。軽、通、水を行し、火を瀉す。甘淡軽虚。上は心包に通じ、心火を降し、肺熱を清し、津液を化す。下は大、小腸、膀胱に通じ、諸の湿熱を導き、小便に由り出ださしむ。九竅、血脈、関節を通利す。胸中煩熱、遍身拘痛、大渇引飲、淋瀝不通、耳聾目眩、口燥舌乾、喉痺咽痛、鼻齆失音、脾疸好眠、除煩退熱、止痛排膿、行経下乳、通竅催生を治す。汗多き者は用うることを禁ず。藤細孔有り、両頭皆通ず」とある。一味の処方として、「婦人の血気、木通を濃く煎じて三、五盞を飲めば通じる」（『本草綱目』）とある。導赤散などに配合される。

59 〔原文〕**車前気寒、溺澁眼赤、小便能通、大便能実。**

〔和訓〕**車前は気寒、溺を澁し、眼赤きに、小便能く通じ、大便能く実す。**

【注】車前は、車前子（しゃぜんし）のことである。車前子は、オオバコ科 Plantaginaceae のオオバコ 大葉子 *Plantago asiatica* の成熟種子である。全草は車前草（しゃぜんそう）である。『神農本草経』には「車前子。味は甘、寒。平沢に生ず。気癃を治す。痛を止め、水道小便を利し、湿痺を除く、久しく服せば、身を軽くし、老に耐ゆ」とある。『訂補薬性提要』には「車前子。甘寒。水を行す。熱を瀉す。血を涼す。精を固む」」とある。一味の処方として、「石淋（尿路結石症）の痛むもの、車前子二升を絹袋に盛り、水八升で

三升に煮取って服す。しばらくして石が下る」（『本草綱目』）とある。牛車腎
気丸などに配合される。

60　〔原文〕地骨皮寒、解肌退熱、有汗骨蒸、強陰涼血。

〔和訓〕地骨皮は寒、肌を解し熱を退く、汗有る骨蒸、陰を強め血を涼す。

〔注〕　地骨皮（じこっぴ）は、ナス科 Solanaceae のクコ Lycium chinense
Miller、又はナガバクコ Lycium barbarum L. の根皮である。『訂補薬性提要』
には「地骨皮。甘淡。寒。肺中の伏火を瀉す。血を涼ます。虚熱を除く。子
（枸杞子）。甘平。肺を潤す。肝を清す。腎を滋す。虚を補う」とある。『本草
備要』には「地骨皮。熱を瀉し血を涼し、汗有るの骨蒸を退け、正気を補う。
甘淡にして寒。肺中の伏火を降し、肝腎虚熱を瀉し、能く血を涼して正気を
補う。故に五内の邪熱、吐血尿血、咳嗽消渇を内治す。肌熱、虚汗、風湿、
周痺を外治す。上は頭風痛を除く。中は胸脇痛を平にす。下は大小腸を利す。
表に在る無定の風邪、傳尸、有汗の骨蒸を療す」とある。一味の処方として、
「婦人の陰腫、或は瘡を生ずるには、枸杞根（地骨皮）を水で煎じて頻りに洗
う」（『本草綱目』）とある。地骨皮は、地骨皮湯などに配合される。

61　〔原文〕木瓜味酸、湿腫の脚気、霍乱転筋、足膝無力。

〔和訓〕木瓜は味酸、湿腫、脚気、霍乱、転筋、足膝の力無きに用う。

〔注〕　木瓜（もっか）は木瓜實（もっかじつ）と同じで、バラ科 Rosaceae のボケ
木瓜 Chaenomeles speciosa の実である。『訂補薬性提要』には「木瓜。酸濇温。
脾を和す。筋を舒す。湿を去る。水を消す」とある。『本草備要』には「木瓜。
補。脾を和し、筋を舒べ、濇。肺を斂す。酸濇して温。脾肺血分に入り、肺
を斂して胃を和す。脾を理め肝を伐して、食を化す。渇を止め。気脱能く収
め、気滞能く和す。營衞を調え、筋骨を利し、湿熱を去り、水脈を消す。霍
乱、転筋、脚気、瀉痢、腰足力無しを治す」とある。

62　〔原文〕威霊苦温、腰膝冷痛、積痰痃癖、風湿通用。

〔和訓〕威霊は苦温、腰膝の冷痛、積痰痃癖、風湿に通用す。

〔注〕　威霊仙（いれいせん）は、キンポウゲ科 Ranunculaceae の威霊仙（シナボ

タンヅル）*Clematis chinensis* Osbeck の根を乾燥したものである。『訂補薬性提要』には、「威霊仙。辛鹹温。気を行す。風を去る。五臓を宣通す」とある。『本草備要』には「威霊仙。宣、気を順し、風を祛る。辛。気を泄す。辛鹹は水を泄す。気温は木に属す。其の性は善く走り、能く五臓を宣疏し、十二経絡を通行す。中風、頭風、痛風、頑痺、癥瘕、積聚、痰水、宿膿、黄疸、浮腫、大小腸秘、一切の風湿痰気、冷痛の諸病を治す」とある。疎経活血湯に配合される。一味の処方として、「腰脚の諸痛、威霊仙末一銭を毎日空腹で温酒で服し、少し下痢する程度とする」（『本草綱目』）とある。威霊仙は、疎経活血湯、二朮湯などに配合される。

63　（原文）牡丹苦寒、破血通経、血分有熱、無汗骨蒸。

（和訓）牡丹は苦寒、血を破り経を通じ、血分熱有り、汗無き骨蒸に用う。

【注】牡丹（ぼたん）は、牡丹皮（ぼたんぴ）と同じであり、キンポウゲ科 Ranunculaceae のボタン 牡丹 *Paeonia suffruticosa* Anderews の根の皮である。『神農本草経』には「牡丹。味は辛、寒。山谷に生ず。寒熱中風、瘈瘲痙、驚癇邪気を治す。癥堅瘀血、腸胃に留舎するを除く、五藏を安んじ、癰瘡を療す」とある。『訂補薬性提要』には「牡丹皮。辛寒。血を和す。癥堅を破る。瘀血を去る」とある。牡丹は、桂枝茯苓丸、八味地黄丸などに配合される。

64　（原文）玄参苦寒、清無根火、消腫骨蒸、補腎亦可。

（和訓）玄参は苦寒、無根の火を清し腫を消し、骨蒸に腎を補うも亦た可なり。

【注】玄参（げんじん）は、ゴマノハグサ科 Scrophulariaceae の玄参 *Scrophularia ning poensis* Hemsl. の根である。『神農本草経』には「玄参。味は苦、微寒。川谷に生ず。腹中寒熱積聚、女子産乳余疾を治す。腎気を補う。人をして目を明らかにしむ」とある。『訂補薬性提要』には「玄参。苦鹹。微寒。陰を滋す。火を瀉す。咽喉を利す。班疹を消す」とある。一味の処方として、「鼻中の瘡、玄参末を塗る」（『本草綱目』）とある。

65　（原文）沙参味苦、消腫排膿、補肝益肺、退熱除風。

（和訓）沙参は味苦、腫を消し膿を排し、肝を補い肺を益し、熱を退け風を

除く。

【注】沙参 (しゃじん) は、キキョウ科 Campanulaceae のツリガネニンジン *Adenophora triphylla* (Thunb) A. DC. の根である。『神農本草経』には「沙参。味は苦、微寒。川谷に生ず。血積驚気を治す。寒熱を除き、中を補い、肺気を益す。久しく服せば、人を利す」とある。『訂補薬性提要』には「沙参。甘苦微寒。肺火を瀉し、陰血を補う」とある。

66　〔原文〕丹参味苦、破積調経、生新去悪、祛除帯崩。
〔和訓〕丹参は味苦、積を破り経を調え、新を生じ悪を去り、帯崩を除き祛る。

【注】 丹参 (たんじん) は、シソ科 Labiatae のタンジン *Salvia miltiorrhiza* Bunge の根である。『神農本草経』には「丹参。味は苦、微寒。川谷に生ず。心腹邪気、腸鳴幽幽走る水の如きもの、寒熱積聚を治す。癥を破り、瘕を除き、煩満を止め、気を益す」とある。『訂補薬性提要』には「丹参。苦平。心に入る。瘀を去る。血を生ずる」とある。一味の処方として、「寒疝の腹痛、小腹と陰中が引いて痛み、自汗が出て死せんとするは、丹参一両を末にして二銭づつを熱酒で調えて服す」(『本草綱目』) とある。

67　〔原文〕苦参味苦、癰腫瘡疥、下血腸風、眉脱赤癩。
〔和訓〕苦参は味苦、癰腫、瘡疥、下血腸風、眉脱し赤癩に用う。

【注】苦参 (くじん) は、マメ科 Leguminosae のクララ *Sophora flavescens* Ait. の根である。『神農本草経』には「苦参。味は苦、寒。山谷に生ず。心腹結気、癥瘕積聚、黄疸、溺に余瀝有るを治す。水を逐い、癰腫を除き、中を補い、目を明らかにし、涙を止む」とある。『訂補薬性提要』には「苦参。苦寒。湿を燥す。火を瀉す。風を去る、虫を殺す」とある。一味の処方として、「小児の身熱、苦参の煎湯で浴するがよい」(『本草綱目』) とある。

68　〔原文〕竜胆苦寒、療眼赤疼、下焦湿腫、肝経熱煩。
〔和訓〕竜胆は苦寒、眼が赤く疼み、下焦湿腫、肝経の熱煩を療す。

【注】竜胆 (りゅうたん) は、リンドウ科 Gentianaceae の多年生植物であるトウリンドウ *Gentiana scabra* の根である。『神農本草経』には「竜胆。味は苦、

寒。山谷に生ず。骨間の寒熱、驚癇、邪気を治す。絶傷を続ぐ、五臓を定め、蠱毒を殺し、久しく服せば、久服益智を益し、忘れず、身を軽くし、老に耐ゆ」とある。『訂補薬性提要』には「竜胆。大苦。大寒。肝の火を瀉し、下焦の湿熱を除く」とある。一味の処方として、「咽喉の熱痛、竜胆を水に擂って服す」(『本草綱目』) とある。竜胆瀉肝湯に配合される。

69 〔原文〕五加皮寒、袪痛風痺、健歩堅筋、益精止瀝。

〔和訓〕五加皮は寒、痛風痺を袪り、歩を健にし筋を堅め、精を益し瀝を止む。

〔注〕 五加皮 (ごかひ) は、北五加皮と南五加皮がある。北五加皮は、ガガイモ科 Asclepiadaceae の紅柳 *Periploca sepium* Bunge である。南五加皮は、ウコギ科 Araliaceae の細柱五加 *Acanthopanax gracilisylus* W. W. Smith の根皮であり、また、ウコギ科 Araliaceae の紅毛五加 *Acanthopanax giraldii* Harms. などの根皮や幹皮である。『神農本草経』には「五加。味は辛、温。心腹疝気腹痛を治す。気を益し、躄、小児行く能わざるもの、疽瘡陰蝕を療す」とある。『訂補薬性提要』には「五加皮。辛苦温。風湿を去る。筋骨を壮す」とある。

70 〔原文〕防已気寒、風湿脚痛、熱積膀胱、消癰散腫。

〔和訓〕防已は気寒、風湿脚痛、熱積膀胱、癰を消し腫を散ず。

〔注〕 防已 (ぼうい) は、ツヅラフジ科 Menispermaceae のシマハスノハカズラ *Stephania tetrandra* S. Moore. の根である。『神農本草経』には「防已。味は辛、平。風寒温瘧熱気、諸癇を治す。邪を除き、大小便を利す」とある。『訂補薬性提要』には「防已。辛苦平。下焦湿熱を除く。二便を利す」とある。一味の処方として、「雄黄の毒を解す、防已の煎汁を服す」(『本草綱目』) とある。防已黄耆湯に配合される。

71 〔原文〕地楡沈寒、血熱堪用、血痢帯崩、金瘡止痛。

〔和訓〕地楡は沈寒、血熱には用に堪たり、血痢帯崩、金瘡痛を止む。

〔注〕 地楡 (じゆ) は、バラ科 Rosaceae のワレモコウ *Sanguisorba officinalis* L. の根である。『神農本草経』には「地楡。味は苦、微寒。山谷に生ず。婦

人乳癰痛、七傷帯下病を治す。痛を止め、悪肉を除き、汗を止め、金創を療す」とある。『訂補薬性提要』には「地楡。苦酸。微寒。下焦に入り血熱を除く。腸風を治す」とある。一味の処方として、「小児の湿瘡、地楡の濃き煮汁で日毎に二回洗う」(『本草綱目』)とある。

72　〔原文〕茯神補心、善鎮驚悸、恍惚健忘、除怒恚心。

〔和訓〕茯神は心を補い、善く驚悸を鎮め、恍惚健忘、怒恚心を除く。

【注】茯神(ぶくしん)は、サルノコシカケ科のマツホド *Poria cocos* Wolf (Polyporaceae) の菌核の松根を抱く部分である。『本草備要』には「茯神。心を補う。主治は茯苓と略同じ。但だ茯苓は脾腎に入り、之の用は多し。茯神は心に入り之の用は多し。心を開き智を益す。魂を安んじ神を養う。風眩心虚、健忘、多恚を療す」とある。

73　〔原文〕遠志気温、能駆驚悸、安神鎮心、令人多記。

〔和訓〕遠志は気温、能く驚悸を駆い、神を安んじ心を鎮め、令人をして多く記せしむ。

【注】遠志(おんじ)は、ヒメハギ科 Polygalaceae のイトヒメハギ *Polygala tenuifolia* Willdenow の根である。『神農本草経』には「遠志。味は苦、温。川谷に生ず。欬逆傷中を治す。不足を補い、邪気を除き、九竅を利し、智慧を益し、耳目聡明にし、忘れず、志を強くし力を倍す、久しく服せば、身を軽くし、老いず」とある。『訂補薬性提要』には「遠志。苦辛温。心腎を補う。志を強め智を益す。健忘驚悸を治す」とある。一味の処方として、「脳風頭痛、忍び難きには、遠志末を鼻に嗅ぐ」(『本草綱目』)とある。帰脾湯、加味帰脾湯などに配合される。

74　〔原文〕酸棗味酸、斂汗袪煩、多眠用生、不眠用炒。

〔和訓〕酸棗は味酸、汗を斂め煩を袪る、多眠には生を用い、不眠には炒を用う。

【注】酸棗(さんそう)は、酸棗仁と同じであり、クロウメモドキ科 Rhamnaceae のサネブトナツメ *Ziziphus jujuba* Miller の種子である。『神

農本草経』には「酸棗。味は酸、平。心腹寒熱、邪結気、四肢酸疼、湿痺を治す。久しく服せば、五臓を安んじ、身を軽くし、年を延ぶ」とある。『訂補薬性提要』には「酸棗仁。甘酸。平。心を寧んず。汗を斂す。胆虚眠らざるを治す」とある。一味の処方として、「刺が肉の中に入ったとき、酸棗仁を焼いて末にし、水で服す」(『本草綱目』)とある。加味帰脾湯、酸棗仁湯に配合される。

75 〔原文〕菖蒲性温、開心通竅、去痺除風、出声至妙。

〔和訓〕菖蒲は性温、心を開き竅を通じ、痺を去り風を除き、声を出て至り妙なり。

〔注〕菖蒲(しょうぶ)は、石菖蒲と同じで、サトイモ科 Araceae のセキショウ Acorus gramineus Soland の根茎である。『神農本草経』には「菖蒲。味は辛、温。池沢に生ず。風寒湿痺、欬逆上気を治す。心孔を開き、五臓を補い、九竅を通じ、耳目を明らかにし、音聲を出だす。久しく服せば、身を軽くし、忘れず、迷惑せず、年を延ぶ」とある。『訂補薬性提要』には「石菖蒲。辛温。心を補う。竅を通ず。風痰を除く。胃を開く。痛を止める」とある。一味の処方として、「霍乱脹痛、生菖蒲をきざんで四両を水で和してつき、その汁を四回に分けて温服す」(『本草綱目』)とある。

76 〔原文〕柏子味甘、補心益気、斂汗扶陽、更除驚悸。

〔和訓〕柏子は味甘、心を補い気を益し、汗を斂め陽を扶け、更に驚悸を除く。

〔注〕柏子(はくし)は、柏実(はくじつ)、柏子仁(はくしじん、はくしにん)と同じであり、ヒノキ科のコノテガシワ Thuja orientalis の種仁である。『神農本草経』には「柏実。味は甘、平。驚悸を治す。安五臓を安んじ、気を益し、風湿痺を除く、久しく服せば人をして潤澤美色、耳目聰明ならしむ。飢えず老いず。身を軽くし、年を延ぶ」とある。『訂補薬性提要』には「柏実。甘辛平。脾を補う。心を養う。腎を潤す。肝を滋す」とある。一味の処方として、「腸風下血、柏子十四個をつき砕いて嚢に貯え、好酒三盞で浸して八分に煎じて服す」(『本草綱目』)とある。

77　〔原文〕**益智辛温、安神益気、遺濁遺精、嘔逆皆治。**

〔和訓〕**益智は辛温、神を安んじ気を益す、遺溺遺精、嘔逆皆治す。**

【注】　益智 (やくち) は、益智子 (やくちし) と同じであり、ショウガ科 Zingiberaceae のハナミョウガ属植物 Alpinia oxyphylla MIQ. の成熟果実である。溺は、小便のこと。『訂補薬性提要』には、「益智子。辛熱。心腎を補う。精を濇す。鬱を開く。気を通ず。食を進む」とある。『本草備要』には「益智子。脾腎を燥し、心腎を補う。辛熱。本脾の薬なり、兼ねて心腎に入る。君相の二火を主る。心気、命門、三焦之不足を補う。能く精を濇り気を固む。又た能く郁結を開き発し、気を宣通せしむ。中を温め食を進む。涎唾を攝し、小便を縮し。嘔吐泄瀉、客寒犯胃、冷気腹痛、崩帶泄精を治す」とある。一味の処方として、「腹脹で突然瀉するもの、日夜止まず諸薬の効なきは気脱である。益智子二両を濃く煎じて飲めば立ろに癒える」(『本草綱目』) とある。

78　〔原文〕**甘松味香、善除悪気、浴体香肌、心腹痛已。**

〔和訓〕**甘松は味香善し、悪気を除き、体を浴し肌香る、心腹痛を已む。**

【注】　甘松は、甘松香 (かんしょうこう) と同じであり、オミナエシ科 Valerianaceae の Nardostachys chinensis BATAL. の根茎である。『訂補薬性提要』には「甘松香。甘温。諸気を理む。脾鬱を解す」とある。『本草備要』には「甘松香。宣、気を理し脾を醒す。甘温芳香あり。諸気を理む。脾鬱を開く。腹の卒然の満痛、風疳齲齒、脚気膝浮を治す」とある。

79　〔原文〕**小茴性温、能除疝気、腹痛腰疼、調中暖胃。**

〔和訓〕**小茴は性温、能く疝気、腹痛腰疼を除き、中を調え胃を暖む。**

【注】　小茴 (しょううい) は、通常の茴香 (ういきょう) であり、セリ科 Umbelliferae のウイキョウ Foeniculum vulgare の成熟果実である。『訂補薬性提要』には「小茴香。辛、平。気を理む。胃を開く。寒疝を治す」とある。『本草備要』には「小茴。辛平。気を理め胃を開き、亦た寒疝を治す。食料之に宜し。大きさ麦粒の如し」とある。安中散など配合される。

80　〔原文〕**大茴味辛、疝気脚気、腫痛膀胱、止嘔開胃。**

〔和訓〕大茴は味辛、疝気脚気、腫痛膀胱、嘔を止め胃を開く。

〔注〕大茴（だいうい）は大茴香（だいういきょう）、舶茴香（はくういきょう）と同じであり、モクレン科 Magnoliaceae のシキミ属植物 *Illicium verum* HOOK.f. の果実、八角茴香である。『訂補薬性提要』には「舶茴香。辛、熱、腰腎を温む。胃を開く。食を下す。寒疝を治す」とある。『本草備要』には「大茴。辛熱、腎膀胱経に入り、丹田を暖め、命門の不足を補う。胃を開き食を下し、中を調え嘔を止む。小腸冷気、癪疝陰腫、乾湿脚気を療す。多く食せば目を損し、瘡を発す」とある。

81　〔原文〕乾姜味辛、表解風寒、炮苦逐冷、虚熱尤堪。

〔和訓〕乾姜は味辛、風寒を表解し、炮ずるに苦は冷を逐う、虚熱は尤も堪えたり。

〔注〕乾姜（かんきょう）は、ショウガ科 Zingiberaceae のショウガ *Zingiber officinale* Roscoe の根茎を乾燥したものである。『神農本草経』には「乾姜。味は辛、温。川谷に生ず。胸満欬逆上気を治す。中を温め、血を止め、汗を出だし、風湿痺、腸澼下利を逐い、生の者は、尤も良し。久しく服せば、臭気を去り、神明に通ず」とある。『訂補薬性提要』には「乾姜。辛熱。寒を逐う。経を温む。胃を開く。肺気を利す。寒嗽を止む」とある。一味の処方として、「血痢の止まぬもの、乾姜を黒く焼いて性を存し放冷して末にし一銭づつ米飲で服す。神の如き妙効がある」（『本草綱目』）とある。甘草乾姜湯、半夏瀉心湯、四逆湯などに配合される。

82　〔原文〕附子辛熱、性走不守、四肢厥逆、回陽功有。

〔和訓〕附子は辛熱、性は走りて守らず、四肢厥逆、回陽に功有り。

〔注〕附子（ぶし）は、キンポウゲ科 Ranunculaceae のハナトリカブト *Aconitum carmichaeli* Debeaux、又はオクトリカブト *A. japonicum* Thunb. の塊根で附生するもの。『神農本草経』には「附子。味は辛、温。風寒欬逆邪気、中を温め、金瘡を治す。癥堅積聚、血瘕寒湿、踒躄拘攣、膝痛み行歩する能わざるものを破る」とある。『訂補薬性提要』には「附子。辛甘。大熱。大毒有り。陽を回す。経を温め。風寒湿を逐う。能く補薬を引きて不足の気

血を復す」とある。四逆湯、真武湯などに配合される。

83　（原文）川烏大熱、捜風入骨、湿痺寒疼、破積之物。

〔和訓〕川烏は大熱、風を捜し骨に入り、湿痺寒疼、破積の物なり。

【注】 川烏は烏頭 (うず) と同じであり、キンポウゲ科 Ranuncuraceae のホザキブシ 北烏頭 *A. kusnezoffi* Reich. 烏頭 *Aconitum carmichaelis* Debx. ハナトリカブト *A. chinense* Sieb. ex Paxt. の主塊根である。『神農本草経』には「烏頭。味は辛、温。山谷に生ず。中風悪風洗洗を治す。汗を出だし、寒湿痺、欬逆上気を除き、積聚寒熱を破る」とある。『訂補薬性提要』には「烏頭。味功。附子と同じ。もっぱら心腹寒疾を主る。冷痰を逐う」とある。烏頭湯などに配合される。

84　（原文）木香微温、散滞和胃、諸気能調、行肝瀉肺。

〔和訓〕木香は微温、滞を散じ胃を和し、諸気能く調え、肝を行し肺を瀉す。

【注】 木香 (もっこう) は、キク科 Compositae のモッコウ 木香 *Saussurea costus* (Falconer) Lipschitz の根である。『神農本草経』には「木香。味は辛、温。山谷に生ず。邪気を治す。毒疫温鬼を辟け、志を強くし、淋露を治す。久しく服せば、夢寤魘寐せず」とある。『訂補薬性提要』には「木香。辛苦温。諸気を降す。肝を疏す。脾を和す。鬱を開く。食を消す。一切の気痛を治す」とある。

85　（原文）沈香降気、暖胃追邪、通天徹地、衛気堪誇。

〔和訓〕沈香は気を降し、胃を暖め邪を追う、天を通し地に徹し、衛気誇るに堪えたり。

【注】 沈香 (じんこう) は、ジンチョウゲ科 Thymelaeaceae の高木の *Aquilaria agallocha* である。『訂補薬性提要』には「沈香。辛苦温。気を下す。陽を補う。痰涎を墜す諸気を理す。精を益す。神を和す」とある。『名医別録』には「沈香。微温。風水毒腫を療す。悪気を去る」とある。

86　（原文）丁香辛熱、能除寒嘔、心腹疼痛、温胃可暁。

〔和訓〕丁香は辛熱、能く寒嘔、心腹疼痛を除く、胃を温め曉(し)るべし。

〔注〕丁香（ちょうこう）は丁字（ちょうじ）とも言い、フトモモ科 Myrtaceae の チョウジ *Syzygium aromaticum* Merrill et Perry Syzygium *aromaticum* の花 蕾である。曉は、さとす、知るという意味。『訂補薬性提要』には「丁香。 辛温。胃を煖む。腎を補う。嘔、噦、泄利を治す。『本草備要』には「丁香。 燥、胃を暖め、腎を補う。辛温純陽。肺を泄し胃を温む。大に能く腎を療す。 陽事を壮す。陰戸を暖め。胃冷壅脹、嘔噦呃逆、奔豚疝癖、腹痛口臭、脳疳 風䘌、痘瘡胃虚を治す。灰白は発せず。熱証に用うることを忌む」とある。 一味の処方として、「婦人の崩中（子宮出血）、昼夜止まぬには丁香二両、酒 二升を一升に煎じて分服す」、「婦人の陰冷、丁香末を指ほどの太さに薄絹の 袋に入れ陰中に入れる。病は直ちにいえる」（『本草綱目』）とある。丁香茯苓 湯などに配合される。

87 〔原文〕砂仁性温、養胃進食、止痛安胎、通経破滞。

〔和訓〕砂仁は性温、胃を養い食を進め、痛を止め胎を安んじ、経を通じ滞 を破る。

〔注〕砂仁（しゃじん）は縮砂、縮砂仁と同じであり、ショウガ科 Zingiberaceae の *Amomum xanthioides* Wall. の種子の塊である。『訂補薬性提要』には「縮 砂仁。辛温。脾胃を和す。滞気を通ず。食を消す。胎を安ず。嘔を止める」 とある。『本草備要』には「砂仁。宣、気を行らし。中を調う。辛温、香竄。 肺を補い腎を益し、胃を和し脾を醒し、気を快くし、中を調え、結滞を通行 す。腹痛痞脹、噎膈嘔吐、上気咳嗽、赤白瀉利、霍乱転筋、奔豚崩帯を治す。 痰を祛り冷を逐い、食を消し酒を醒まし、痛を止め胎を安ず。咽喉口歯の 浮熱を散じ、銅鐵骨鯁を化す」とある。一味の処方として、「大便瀉血、縮 砂仁を末にし、二銭づつを米飲で熱服す」「婦人の血崩、新しき縮砂仁を新 しき瓦で焙じて研末して米飲で三銭を服す」（『本草綱目』）とある。砂仁は、 安中散などに配合される。

88 〔原文〕蓮肉味甘、健脾理胃、止瀉渋精、清心養気。

〔和訓〕蓮肉は味甘、脾を健にし胃を理め、瀉を止め精を渋し、心を清し気 を養う。

（注）蓮肉（れんにく）は蓮子（れんし）と同じであり、スイレン科 Nymphaeaceae のハス Nelumbo nucifera GAERTN. の種子である。『訂補薬性提要』には「蓮肉。甘温。精気を固む。腸胃を厚くす。脾泄、白濁を治す」とある。『本草備要』には「蓮子。脾を補い、腸を濇し、精を固む。甘温にして濇、脾の果なり。脾は黄宮なり、故に能く水火を交りて、心腎を媾す、上下の君相の火邪を安靖にし。十二経脈血気を益し、精気を濇す。腸胃を厚くし、寒熱を除き。脾泄、久痢、夢遺白濁、女人崩帯及び諸血病を治す。大便燥く者は服すること勿れ」とある。一味の処方として、「噦逆（しゃっくり）の止まぬもの、石蓮肉六個を赤黄色に炒って研末し、冷熟水半盞で和して服すれば止まる」（『本草綱目』）とある。

89　（原文）肉桂辛熱、善通血脈、腹痛虚寒、温補可得。
（和訓）肉桂は辛熱、善く血脈、腹痛虚寒を通じ、温補し得べし。

（注）肉桂（にくけい）は、桂皮と同じものであり、クスノキ科 Lauraceae の桂 Cinnamomum cassia Blume の粗皮を除いた樹皮である。『本草備要』には「肉桂。大いに燥し、腎命の火を補う。辛甘大熱、気厚く純陽。肝腎の血分に入り、命門の相火の不足を補う。陽を益し、陰を消す。沈寒痼冷の病を治す。能く汗を発し、血脈を疏通し、百薬を宣導する。営衛風寒、表虚自汗、腹中冷痛、咳逆結気を去る。木、桂を得て枯る。又た能く肝風を抑えて、脾土を扶く。従て目赤腫痛、及び脾虚悪食、湿盛泄瀉を治す。経を通じ胎を堕す」とある。一味の処方として、「中風失音、桂を舌下につけて汁をのむ」（『本草綱目』）とある。

90　（原文）桂枝小梗、横行手臂、止汗舒筋、治手足痺。
（和訓）桂枝は小梗なり、手臂に横行し、汗を止め筋を舒べ、手足の痺を治す。

（注）桂枝（けいし）は、クスノキ科 Lauraceae の桂 Cinnamomum cassia Blume の嫩枝である。『訂補薬性提要』には「桂枝。辛甘温。経を温む。脈を通ず。汗を発す。肌を解す。陽を益す。陰を消す。百薬を宣導す」とある。『本草備要』には「桂枝。軽。肌を解し、営衛を調う。辛甘にして温、気薄く升浮す。太陰肺、太陽膀胱経に入る。経を温め、脈を通じ、汗を発し、肌

を解す。傷風頭痛、中風自汗を治す。営衛を調和す。邪をして汗に従い出だ
さしめ、汗自ら止む。亦た手足痛風、脇風を治す」とある。

91 〔原文〕呉茱辛熱、能調疝気、臍腹寒疼、酸水通治。

〔和訓〕呉茱、辛熱、能く疝気を調え、臍腹寒疼、酸水を通し治す。

【注】呉茱萸（ごしゅゆ）は、ミカン科 Rutaceae のゴシュユ *Evodia rutaecarpa*
Bentham、又はホンゴシュユ *E. officinalis* Dode の果実である。『訂補薬性
提要』には「呉茱萸。辛温。小毒あり。中を温む。気を降す。鬱滞を開く。
寒痛を治す。湿を除く。虫を殺す。瀉を止む。痰を化す」とある。『本草備要』
には「呉茱萸。燥、風寒湿を散ず。宣、気を下し鬱を開く。辛苦大熱、小毒
有り。足太陰、血分、少陰、厥陰の気分に入る。肝を潤し脾を燥し、中を温
め気を下し、湿を除き鬱を解し、痰を去り蟲を殺す。腠理を開き、風寒を逐
う。厥陰の頭痛、陰毒腹痛、嘔逆呑酸、痞満噫膈、食積瀉痢、血痺陰疝、腸
風痔疾、脚気水腫、口舌瘡を生ずる、衝脈病と為し、気逆裏急を治す」とあ
る。呉茱萸は、呉茱萸湯などに配合される。

92 〔原文〕延胡気温、心腹卒痛、通経活血、跌撲血崩。

〔和訓〕延胡は気温、心腹卒痛、経を通じ血を活し、跌撲、血崩に用う。

【注】延胡索（えんごさく）は、ケシ科 Papaveraceae のヤブケマン属植物
Corydalis turtschaninovii Besser forma *yanhusuo* Y. H. Chou et C. C. Hsu
の塊茎である。『訂補薬性提要』には「延胡索。辛温。血中の気滞、気中の
血滞を行らす。内外諸痛を治す」とある。『本草備要』には「延胡索。宣、
血を活し、気を利す。辛苦にして温。手足太陰厥陰経に入る。能く血中の気
滞、気中の血滞を行らす。小便を通じ、風痺を除く。気凝血結、上下内外の
諸痛、崩淋癥瘕、月候不調、産後血運、暴血上衝を治す。血を活し、気を利
する第一の薬と為す。然れども辛温走りて守らず。経を通じ胎を墜す。血熱、
気虚の者は用うることを禁ず」とある。延胡索は、安中散などに配合される

93 〔原文〕薏苡味甘、専除湿痺、筋節拘攣、肺癰肺痿。

〔和訓〕薏苡は味甘、専ら湿痺、筋節拘攣、肺癰肺痿を除く。

【注】薏苡仁（よくいにん）は、イネ科 Poaceae のハトムギ *Coix lacryma-jobi* var. *frumentacea* である。『神農本草経』には「薏苡仁。味は甘、微寒。平沢に生ず。筋急拘攣、屈伸するべからざるもの、風湿痺を治す。気を下し、久しく服せば、身を軽くし、気を益す」とある。『訂補薬性提要』には「薏苡仁。甘淡微寒。湿を滲す。水を瀉す。脾を健やかにす」とある。一味の処方として、「肺痿咳唾、膿血あるには、薏苡仁十両をつき破り水三升で一升に煎じ、酒少量を入れて服す」、「卒（にわ）かにおこった喉の癰腫、薏苡仁二個をのむが良し」（『本草綱目』）とある。薏苡附子散、麻杏薏甘湯、薏苡附子敗に配合される。

94 〔原文〕肉蔲辛温、脾胃虚冷、瀉利不休、功可立等。

〔和訓〕肉蔲は辛温、脾胃の虚冷、瀉利休まず、功は 立（たちどころ） に等しく可なり。

【注】肉蔲は肉荳蔲（にくずく）と同じであり、ニクズク科 Myristicaceae のニクズク *Myristica fragrans* の種子である。『訂補薬性提要』には、「肉荳蔲。辛、温、脾胃を暖む。食を消す。大腸を濇す」とある。『本草備要』には「肉荳蔲。一名肉果。脾を燥し、腸を濇す。辛温気香。脾を理め胃を暖め、気を下し中を調え、冷を逐い痰を祛う、食を消し酒を解す。積冷、心腹脹痛、中悪沫を吐し、小児の乳を吐逆し食を下せずを治す。又能く大腸を濇し、虚瀉冷痢を止む」とある。一味の処方として、「霍乱吐痢　肉荳蔲を末にして姜湯で一銭を服す」（『本草綱目』）とある。

95 〔原文〕草蔲辛温、治寒犯胃、作痛嘔吐、不食能治。

〔和訓〕草蔲は辛温、寒が胃を犯し、痛嘔吐を作すを治し、食せざるを能く治す。

【注】草蔲は草荳蔲（そうずく）と同じであり、ショウガ科 Zingiberaceae のソウズク *Alpinia katsumadai* Hayata の成熟種子を乾燥したものである。『訂補薬性提要』には「草荳蔲。辛温。中を温む。気を下す。口臭を去る。酒肉毒を解す」とある。『本草備要』には「草荳蔲。一名草果、湿を燥し寒を祛り、痰を除き瘧を截る。辛熱香散。脾を健にし胃を暖にし、気を破り鬱を開き、湿を燥し寒を祛い、痰を除き食を化す。瘴癘、寒瘧、寒客胃痛、霍乱、瀉痢、

噎膈反胃、痞満、吐酸、痰飲、積聚、解口臭気、酒毒、魚肉毒を治す」とある。

96 〔原文〕訶子味苦、澁腸止痢、痰嗽喘急、降火斂肺。

〔和訓〕訶子は味苦、腸を澁し痢を止め、痰嗽喘急、火を降し肺を斂す。

〔注〕 訶子（かし）は、シクンシ科 Combretaceae のミロバランノキ *Terminalia chebula* Retzius の成熟果実である。『訂補薬性提要』には「訶子。苦酸澁温。肺を斂す。中を調え、瀉を止む。喘嗽を治す。心腹冷気を主る」とある。『本草備要』には「訶子。腸を澁し、肺を斂す。気を瀉す。苦は以て気を泄し痰を消す。酸は以て肺を斂し火を降す。澁は以て脱を収め瀉を止む、温は以て胃を開き中を調う。気膈腹脹、冷痛嘔逆、痰嗽喘急、泄痢脱肛、腸風崩帯、音を開き渇を止むを治す。然れども苦多く酸少し、腸を澁すといえども気を泄す。気虚及び嗽痢初め起る者は、用うるを忌む」とある。訶子は、響声破笛丸などに配合される。

97 〔原文〕草果味辛、消食除脹、截瘧逐痰、解温辟瘴。

〔和訓〕草果は味辛、食を消し脹を除き、瘧を截し痰を逐い、温を解し瘴を辟く。

〔注〕 草果（そうか）は、ショウガ科 Zingiberaceae のビャクヅク属植物 *Amomun tsao-ko* CREVOST et LEM. の成熟果実である。『訂補薬性提要』には「草果。辛熱。気を破る。痰を除く。食を消す。積を化す。瘧を截つ」とある。

98 〔原文〕常山苦寒、截瘧吐痰、解傷寒熱、水脹能寛。

〔和訓〕常山は苦寒、瘧を截し痰を吐し、傷寒熱を解し、水脹能く寛くす。

〔注〕 常山（じょうざん）は、恒山（こうざん）と同じであり、ユキノシタ科 Saxifragaceae の黄常山 *Dichroa febrifuga* Lour. の根である。『神農本草経』には「恒山。味は苦、寒。川谷に生ず。傷寒寒熱、熱発温瘧、鬼毒、胸中痰結、吐逆を治す」とある。『訂補薬性提要』には「常山。辛苦。寒。毒あり。水を行らす。痰を吐く。瘧を截す」とある。

99　〔原文〕**良姜性熱、下気温中、転筋霍乱、酒食能攻。**

〔和訓〕**良姜は性熱、気を下し中を温め、転筋、霍乱、酒食は能く攻む。**

【注】　良姜 (りょうきょう) は高良姜と同じで、ショウガ科 Zingiberaceae の *Alpinia officinarum* Hance の根茎である。『訂補薬性提要』には「良姜。辛熱。胃を煖む。寒を散ず。疼を定む」とある。『本草備要』には「良姜。宣、燥、胃を煖め寒を散ず。辛熱。胃を煖め寒を散ず。食を消し酒を醒 (さま) す。胃脘冷痛、霍乱瀉痢、吐悪噫膈、瘴瘧冷癖を治す。肺胃熱する者は之を忌む」とある。安中散に配合される。

100　〔原文〕**山査味甘、磨消肉食、療疝催瘡、消膨健胃。**

〔和訓〕**山査は味甘、肉食を磨消し、疝を療し瘡を催す、膨を消し胃を健 (すこや) かにす。**

【注】　山査は山査子 (さんざし) であり、バラ科 Rosaceae のサンザシ *Crataegus cuneata* Sieb. et Zucc. やオオミサンザシ *Crataegus pinnatifida* Bge. var. major N. E. Br. の偽果である。『訂補薬性提要』には「山楂子。酸甘鹹温。気を行す。痰を化す。食を消す。瘀を散ず。肉積を磨す」とある。『本草備要』には「山楂子。瀉。気を破り、食を消し、痰を化し、瘀を散ずる。酸甘微温。脾を健にし、気を行し、食を消す。積を磨す。痰を化し、瘀を散ずる。小兒痘疹を発す。兒枕痛を作すを止む。多く食せば人をして、嘈煩、飢え易き、反って脾胃、生発の気を伐つ」とある。山査子は、保和丸などに配合される。

101　〔原文〕**神曲味甘、開胃消食、破結逐痰、調中下気。**

〔和訓〕**神曲は味甘、胃を開き食を消し、結を破り痰を逐い、中を調え気を下す。**

【注】　神曲は神麹 (しんぎく) と同じで、神麴と同じ、米の麩に赤小豆粉、杏仁泥、青蒿、蒼耳、野辣蓼を混合して発酵させたものである。『訂補薬性提要』には「神麴。辛甘温。胃を開く。穀を化す。積を消す」とある。『本草備要』には「神曲。宣、気を行し、痰を化し、食を消す。辛は気を散じ、甘は中を調え、温は胃を開き、水穀を化し、積滞を消す。痰逆、癥結、瀉痢脹満を治す。乳を回す。目病を治す」とある。

102 〔原文〕麦芽甘温、能消宿食、心腹膨脹、行血散滯。

〔和訓〕麦芽は甘温、能く宿食、心腹膨脹を消し、血を行らし滯を散ず。

【注】麦芽（ばくが）は、イネ科 Gramineae のオオムギ *Hordeum vulgare* L. の実である。『訂補薬性提要』には「麦芽。鹹温。胃を開く。気を行す。一切の米麦食積を化す」とある。『本草備要』には「麦芽。宣。胃を開き、脾を健にす。瀉。気を行し、積を消す。鹹温。能く胃気を助け、上行して、健運を資く。脾を補い腸を寛し、中を和し、気を下し、食を消し脹を除き、結を破り、痰を除く。一切の米、麺、果、食積を化す。胎を下す。久しく服せば腎気を消す」とある。麦芽は、半夏白朮天麻湯などに配合される。

103 〔原文〕蘇子味辛、驅痰降気、止咳定喘、更潤心肺。

〔和訓〕蘇子は味辛、痰を驅し気を降し、咳を止め喘を定む、更に心肺を潤す。

【注】蘇子は、紫蘇子（しそし）と同じであり、シソ科 Labiatae のシソ *Perilla frutescens* Britton var. *acuta* Kudo、又はチリメンジソ *Perilla frutescens* Britton var. *crispa* Decaisne の種子である。『訂補薬性提要』には「紫蘇子。肺を潤す。気を下す。喘咳を定む。腸胃を寛ぐ」とある。『本草備要』には「蘇子。葉と功を同じくす。心肺を潤おし、尤も能く気を下す。喘を定む。嗽を止め、痰を消す。膈を利し、腸を寛くす。中を温め、鬱を開く」とある。蘇子降気湯などに配合される。

104 〔原文〕白芥子辛、専化脅痰、瘰蒸痞塊、服之能安。

〔和訓〕白芥子は辛、専ら脅痰を化し、瘰蒸、痞塊、之を服すに能く安し。

【注】白芥子（はくがいし）は、アブラナ科 Cruciferae のシロガラシ *Brassica alba* BOISS. の成熟種子である。『訂補薬性提要』には「白芥子。辛温。気を利す。痰を豁く。胃を開く。中を緩む」とある。『本草備要』には「白芥子。宣、気を利す。痰を豁す。辛温、肺に入り。経絡を通行す。中を温め胃を開き、汗を発し寒を散じ、気を利し痰を豁す。腫を消し痛を止む。咳嗽、反胃、痺木、脚気、筋骨諸痛を治す。久嗽肺虚の人には用うること禁ず」とある。白芥子は、三子養親湯に配合される。一味の処方として、「反胃上気は、白芥子末一、二銭を酒で服す」（『本草綱目』）とある。

105　〔原文〕甘遂苦寒、破癥消痰、面浮蟲脹、利水能安。

〔和訓〕甘遂は、苦寒、癥を破り痰を消す、面浮蟲脹、水を利するに能く安し。

【注】甘遂 (かんずい) は、トウダイグサ科 uphorbiaceae の甘遂 *Euphorbia kansui* Liou の根である。『神農本草経』には「甘遂。味は苦、寒。川谷に生ず。大腹疝瘕腹満、面目浮腫、留飲宿食を治す。癥堅積聚を破り、水穀道を利す」とある。『訂補薬性提要』には「甘遂。苦寒。毒あり、経墜湿熱を瀉し、水気を攻決す」とある。大陥胸湯、十棗湯、甘遂半夏湯、大黄甘遂湯などに配合される。

106　〔原文〕大戟甘苦、消水利便、腫脹癥堅、其功瞑眩。

〔和訓〕大戟は甘苦、水を消し便を利し、腫脹、癥堅、其の功は瞑眩す。

【注】大戟 (たいげき) は、トウダイグサ科 Euphorbiaceae のシナタカトウダイ 京大戟 *Euphorbia pekinensis* Rupr. の根、又はアカネ科 Rubiaceae の紅芽大戟 *Knoxia corymbosa* Willd. の根である。『神農本草経』には「大戟。味は苦、寒。蠱毒十二水、腹満急痛、積聚中風、皮膚疼痛、吐逆を治す」とある。『訂補薬性提要』には「大戟。苦寒。毒あり。臓府の水湿を瀉し、大小便を利す」とある。十棗湯などに配合される。

107　〔原文〕芫花寒苦、能消脹蟲、利水瀉湿、止咳痰吐。

〔和訓〕芫花は寒苦、能く脹蟲を消し、水を利し湿を瀉す、咳痰吐を止む。

【注】芫花 (げんか) は芫華とも言う、ジンチョウゲ科 Thymelaeaceae のフジモドキ 芫花 *Daphne genkwa* Sieb. et Zucc. の花蕾である。『神農本草経』には「芫華。味は辛、温。川谷に生ず。欬逆上気、喉鳴喘、咽腫短気、蠱毒鬼瘧、疝瘕癰腫を治す。蟲魚を殺す」とある。『訂補薬性提要』には「芫花。苦温。毒有り。痰癖を消し、水飲を去る」とある。十棗湯などに配合される。

108　〔原文〕商陸辛甘、赤白各異、赤者消腫、白利水気。

〔和訓〕商陸は、辛甘、赤白各異なる、赤は腫を消す。白は水気を利す。

【注】商陸 (しょうりく) は、ヤマゴボウ科 Phytolaccaceae のヤマゴボウ

Phytolacca esculenta Van Houtt の根である。『神農本草経』には「商陸。味は辛、平。川谷に生ず。水脹、疝瘕痺を治す。熨して癰腫を除く、鬼精物を殺す」とある。『訂補薬性提要』には「商陸。苦寒。毒有り、気結、水壅を疎利す」とある。

109 〔原文〕海藻鹹寒、消瘻散癧、除脹破癥、利水通閉。

〔和訓〕海藻は鹹寒、瘻を消し癧を散じ、脹を除き癥を破る、水を利し閉を通ず。

【注】海藻（かいそう）は、ホンダワラ科 Sargassaceae の海藻で、ホンダワラと同属の褐藻の、羊栖菜 *Sargassum fusiforme* (Harv.) Setch.、及び海蒿子 *Sargassum pallidum* (Turn.) C. Ag. の全草である。瘻は、こぶのこと。癧は、流行病、ハンセン病を指す。『神農本草経』には「海藻。味は、苦、寒。池沢に生ず。瘻瘤気、頸下核、結気を破散し、癰腫、癥瘕堅気、腹中上下鳴るものを治す。十二水腫を下す」とある。『訂補薬性提要』には「海藻。鹹寒。痰飲を化す。瘻瘤を消す。湿を除く。水を利す」とある。牡蛎沢瀉散に配合される。

110 〔原文〕牽牛苦寒、利水消腫、蠱脹痃癖、散滞除壅。

〔和訓〕牽牛は苦寒、水を利り腫を消し、蠱脹、痃癖、滞を散じ壅を除く。

【注】牽牛は、牽牛子（けんごし）のことであり、ヒルガオ科 Convolvulaceae のアサガオ *Pharbitis nil* Choisy の成熟種子を乾燥したものである。『名医別録』には「牽牛子。味苦、寒、毒有り。気を下すを主る。脚満水腫を療す。風毒を除く。小便を利す」とある。『訂補薬性提要』には「牽牛子。辛熱。小毒有り。下焦鬱遏を通ず。水を逐う。大小便を利す」とある。

111 〔原文〕葶藶苦辛、利水消腫、痰咳癥瘕、治喘肺癰。

〔和訓〕葶藶は苦辛、水を利し腫を消し、痰咳、癥瘕、喘肺癰を治す。

【注】葶藶（ていれき）は、葶藶子（ていれきし）と同じであり、アブラナ科 Cruciferae のクジラグサ *Descurainia sophia* L. Prantl、ヒメグンバイナズナ *Lepidium apetalum* Willd. などの種子である。『神農本草経』には「葶藶。味

は辛、寒。平沢に生ず。癥瘕積聚結気、飲食寒熱を治す。堅を破り邪を逐う、水道を通利す」とある。『訂補薬性提要』には「葶藶。辛苦寒。積を破る。気を下す。水を利す。肺中、水気、賁急の者は此れにあらずんば除くこと能はず」とある。葶藶大棗瀉肺湯、已椒葶黄丸などに配合される。

112　（原文）瞿麦辛寒、専除淋病、且能墜胎、通経立応。

（和訓）瞿麦は辛寒、専ら淋病を除く、且つ能く胎を墜つ、経を通じ立に応ず。

【注】瞿麦（くばく）は、ナデシコ科 Carrophyllaceae のセキチク 石竹 *Dianthus chinensis* L.、及びエゾカワラナデシコ *Dianthus superbus* L. の茎と葉を用いる。『神農本草経』には「瞿麦。味は苦、寒。川谷に生ず。関格諸癃結、小便不通を治す。刺を出だし、癰腫を決し、目を明らかにし、翳を去り、胎を破り子を堕し、閉血を下す」とある。『訂補薬性提要』には「瞿麦。苦寒。小腸を利す。膀胱の邪熱を逐う」とある。

113　（原文）三稜味苦、利血消癖、気滞作疼、虚者當忌。

（和訓）三稜は味苦、血を利り、癖、疼を作す気滞を消す。虚の者は当に忌むべし。

【注】三稜（さんりょう）は、ミクリ科 Sparganiaceae のミクリ *Sparganium erectum* L.、*Sparganium stoloniferum* (Graebn.) Buch. -Ham. ex Juz. の塊根である。『訂補薬性提要』には「三稜。苦平。積聚を散ず。気を行す。血中の気滞を破る」とある。『本草備要』には「三稜。瀉。気を行らす。血を破る。積を消す。苦平。色白く金に属す。肝経血分に入り、血中の気を破る。兼て脾経に入る。一切の血瘀、気結、食停、瘡硬、老塊、堅積を散ず。腫を消し痛を止め、経を通じ胎を堕す。功は香附に近くて力は峻なり。虚する者は、用いることを慎む」とある。三稜は、三稜丸などに配合される。

114　（原文）莪朮温苦、善破痃癖、止痛消瘀、通経最宜。

（和訓）莪朮は温苦、善く痃癖を破り、痛を止め瘀を消す、経を通ずるに最も宜し。

【注】莪朮（がじゅつ）は、ショウガ科 Zingiberaceae のガジュツ *Curcuma*

zedoaria Roscoe の根茎である。『訂補薬性提要』には「莪朮。辛苦温。痃癖、心腹、諸気を主る。気中の血滞を破る」とある。『本草備要』には「莪朮。瀉、血を破り、気を行らし、積を消す。辛苦気温。肝経血分に入り、気中の血を破り、瘀を消し、経を通じ、胃を開き食を化す。毒を解し痛を止む。心腹諸痛、冷気、酸を吐き、奔豚、痃癖を治す。泄剤為りといえども、亦た能く気を益す」とある。莪朮は、莪朮丸、三稜丸などに配合される。

115 〔原文〕五霊味甘、血痢腹疼、止血用炒、行血用生。

〔和訓〕五霊は味甘、血痢腹疼、止血には炒して用う、血を行らすには生にて用う。

【注】五霊脂（ごれいし）は、ムササビ科 Petauristidae の動物 *Trogopterus xanthipes* Milne-Edwards の糞便である。『訂補薬性提要』には「五霊脂。甘温。血を散ず。血を和す。痛を止む」とある。『本草備要』には「五霊脂。瀉。血を行し、痛を止む。甘温純陰。気味倶厚し。肝経血分に入り、血脈を通利す。血を散じ血を和す。血閉は能く通じ、経多くは能く止む。血痺血積、血眼血痢、腸風崩中、諸の血病を治す。心腹血気、一切諸痛を止む。風を除き痰を化し、虫を殺し積を消す。驚疳、瘧疝、蛇蠍蜈蚣の傷を治す。血虚、瘀無き者は用いることを忌む」とある。五霊脂は、失笑散などに配合される。

116 〔原文〕乾漆辛温、通経破瘕、追積殺蟲、效如奔馬。

〔和訓〕乾漆は辛温、経を通じ瘕を破り、積を追い蟲を殺す、效は奔馬の如し。

【注】乾漆（かんしつ）は、ウルシ科 Anacardiaceae のウルシ 漆 *Toxicodendron vernicifluum* Stokes の樹幹からとったうるしを乾燥したものである。『神農本草経』には「乾漆。味は辛、温。毒なし。絶傷を治す。中を補い、筋骨を続ぐ、髄脳を填め、五臓、五緩六急、風寒湿痺を安んじ、生漆は、長蟲を去る。久しく服せば、身を軽くし、老に耐ゆ」とある。『訂補薬性提要』には「乾漆。辛温。毒あり。血を行す。蟲を殺す。年深凝結の積滞、瘀血を破る」とある。大黄䗪虫丸などに配合される。

117　（原文）蒲黄味甘、逐瘀止崩、補血須炒、破血宜生。

〔和訓〕蒲黄は味甘、瘀を逐い崩を止め、血を補には須らく炒め、血を破るには生にて宜し。

【注】蒲黄（ほおう）は、ガマ科 Typhaceae のガマ　蒲　香蒲 *Typha latifolia* L. の花粉である。『神農本草経』には「蒲黄。味は甘、平。心腹膀胱寒熱を治し、小便を利し、血を止め、瘀血を消す」とある。『訂補薬性提要』には「蒲黄。甘平。血を行す。瘀を消す。血を止める」とある。

118　（原文）蘇木甘鹹、能行積血、産後月経、兼医撲跌。

〔和訓〕蘇木は甘鹹、能く積血、産後月経を行す、兼ねて撲跌を医（ち）す。

【注】蘇木（そぼく）は、蘇方木と同じであり、マメ科 Leguminosae のスオウ *Caesalpinia sappan* L. の心材である。『新修本草』には「蘇方木。味甘鹹平、毒無。血を破る。産後、血が脹悶し、死せんと欲する者に、五両を水もしく酒で煮て、濃汁を取りてこれを服す。効あり」とある。『本草備要』には「蘇木。瀉、血を行し、表寒を解す。甘鹹辛涼。表裏の風気を発散す。三陰の血分に入り、死血を破り、治産後血暈、脹満死せんと欲し、血痛血癖、経閉気壅、癰腫撲傷、排膿痛を止め、血を破るは多く、血を和するは少し」とある。

119　（原文）桃仁甘寒、能潤大腸、通経破瘀、血瘕堪嘗。

〔和訓〕桃仁は甘寒、能く大腸を潤し、経を通じ、瘀を破り、血瘕に嘗（こころ）みるに堪えたり。

【注】桃仁（とうにん）は、桃核（とうかく）、桃核仁（とうかくにん）とも言い、バラ科 Rosaceae のモモ *Prunus persica*（L.）Batsch、ノモモ *Prunus davidiana* Franch. などの種子である。『神農本草経』には「桃核。味は苦、平。川谷に生ず。瘀血血閉瘕、邪気を治す。小蟲を殺す」とある。『訂補薬性提要』には「桃仁。苦甘平。血を破る。燥を潤す。肝気を緩む。大腸を通ず。花は、苦平。宿水を下す。痰飲を除く」とある。桃核承気湯などに配合される。

120　（原文）紅花辛温、最消瘀血、多則通経、少則養血。

〔和訓〕紅花は辛温、最も瘀血を消す、多くのときは則ち経を通じ、少きと

きは則ち血を養う。

（注） 紅花 (こうか) は、紅藍花 (こうらんか) と同じであり、キク科 Compositae のベニバナ *Carthamus tinctorius* L. の管状花である。『訂補薬性提要』には「紅藍。辛苦温。血を破る、血を活かす、腫を消す、痛を止める」とある。『本草備要』には「紅花。通。血を行らし、燥を潤おす。辛苦甘温。肝経に入りて瘀血を破る。血を活し燥を潤おし、腫を消し痛を止む。経閉便難、血運口噤、胎の腹中に死し、痘瘡血熱、毒あるを治す。又た能く心経に入り、新血を生ず」とある。紅花は、葛根紅花湯などに配合される。

121　（原文）姜黄味辛、消癰破血、心腹疼痛、下気最捷。
（和訓）姜黄は味辛、癰を消し血を破り、心腹疼痛、気を下すこと最も捷し。

（注） 姜黄 (きょうおう) は、ショウガ科 Zingiberaceae のハルウコン *Curcuma aromatica* である。『新修本草』（岡西為人復元本）には、「姜黄。味辛苦大寒。毒無し。心腹結積疰忤を主る。気を下す。血を破る。風熱を除く。癰腫を消す。功力は於郁金より烈しい」とある。『訂補薬性提要』には「姜黄。辛、苦、寒。気を行らす。血を破る。風を除く。腫を消す」とある。

122　（原文）鬱金味苦、破血生肌、血淋溺血、鬱結能舒。
（和訓）鬱金は味苦、血を破り肌を生じ、血淋溺血、鬱結を能く舒ばす。

（注） 鬱金 (うこん) は、ショウガ科 Zingiberaceae のウコン *Curcuma longa* L. の根茎である。『訂補薬性提要』には「鬱金。辛苦寒。心熱を涼す。肝鬱を散ず。血を破る。気を下す」とある。『本草備要』には「鬱金。宣。気を行し、鬱を解す。瀉。血を涼す。瘀を破る。辛苦気寒。純陽の品、其の性は軽揚上行す。心及び包絡、兼て肺経に入る。心を涼す。肝鬱を散ず。気を下し血を破る」とある。鬱金は、牛黄清心丸などに配合される。

123　（原文）金銀花甘、療癰無対、未成則散、已成則潰。
（和訓）金銀花は甘、対すること無き癰を療し、未だ成らざるは則ち散じ、已に成るは則ち潰す。

（注） 金銀花 (きんぎんか) は、スイカズラ科 Caprifoliaceae のスイカズラ

Lonicera japonica Thunberg の花蕾である。対すること無きとは、他の薬で治療できないこと。『本草備要』には「金銀花。熱を瀉し、毒を解し、虚を補い、風を療す。甘寒。肺に入る。熱を散じ毒を解し、虚を補い、風を療す。癰疽疥癬、楊梅悪瘡、腸澼血痢、五種尸疰を治す」とある。一味の処方として、「脚気の痛むもの、筋骨が引痛するものは、金銀花を末にして二銭づつを熱酒で調えて服す」（『本草綱目』）とある。金銀花は、忍冬酒、忍冬丸などに配合される。

124　（原文）漏蘆性寒、祛悪瘡毒、補血排膿、生肌長肉。

（和訓）漏蘆は性寒、悪瘡毒を祛り、血を補い膿を排し、肌を生じ肉を長ず。

【注】漏蘆（ろうろ）は、キク科 Compositae の祁州漏蘆 *Rhaponticum uniflorum* DC.、禹州漏蘆 *Echinops latifolius* Tausch の根を乾燥したものである。『訂補薬性提要』には「漏蘆。苦寒。熱を瀉す。毒を解す。乳を下す。膿を排す」とある。『本草備要』には「漏蘆。熱を瀉し、毒を解す。鹹は堅を軟げ、苦は下泄す。寒は熱に勝つ。胃大腸に入り、肺小腸を通じ、熱を散じ毒を解す。経を通じ乳を下し、膿を排し血を止む、肌を生じ蟲を殺す。遺精、尿血、背に発する癰疽を治す。及び預め時行痘疹の毒を解す」とある。

125　（原文）蒺藜味苦、療瘡瘙癢、白癜頭瘡、翳除目朗。

（和訓）蒺藜は味苦、瘡瘙癢、白癜頭瘡を療し、翳を除き目を朗（あき）らかにす。

【注】蒺藜（しつり）と蒺藜子（しつりし）とは同じであり、ハマビシ科 Zygophyllaceae のハマビシ 蒺藜 *Tribulus terrestris* L. の果実である。『神農本草経』には「蒺藜子。味は苦、温。悪血を治す。癥結、積聚、喉痺、乳難を破る。久しく服せば、肌肉を長じ、目を明らかにし、身を軽くす」とある。『訂補薬性提要』には「蒺藜子。苦温。悪血を除く。肝風を散ず。腎を補う。目を明らかにす」とある。一味の処方として、「腰脊の引痛に、蒺藜子をついて末にし蜜で和して胡豆大の丸にし、一日三回酒で二丸づつ服す」（『本草綱目』）とある。

126　（原文）白芨味苦、功専收斂、腫毒瘡瘍、外科最善。

〔和訓〕白芨は味苦、功は専ら收斂なり、腫毒瘡瘍、外科に最も善い。

〔注〕白芨は白及 (びゃくきゅう) と同じであり、ラン科 Orchidaceae シラン 白及 *Bletilla striata* (Thunb.) Reichb.fil. の地下塊茎である。『神農本草経』には「白及。味は苦、平。川谷に生ず。癰腫悪瘡敗疽、傷陰、死肌、胃中邪気、賊風鬼撃、痱緩不收を治す」とある。『訂補薬性提要』には「白及。苦辛平。肺に入る。吐血を止む。癰腫を治す」とある。一味の処方として、「湯火傷に、白及末を油で調えてつける」(『本草綱目』) とある。

127 〔原文〕蛇床辛苦、下気温中、悪瘡疥癩、逐瘀祛風。
〔和訓〕蛇床は辛苦、気を下し中を温、悪瘡疥癩は瘀を逐い風を祛る。

〔注〕蛇床 (じゃしょう) は蛇床子 (じゃしょうし) と同じであり、セリ科 Umbelliferae のオカゼリ 蛇床 *Cnidium monnieri* (L.) Cuss. の果実である。『神農本草経』には「蛇床子。味は苦、平。川谷に生ず。婦人陰中腫痛、男子陰痿湿痒を治す。痺気を除き、関節を利し、癲癇、悪瘡。久しく服せば、身を軽くす」とある。『訂補薬性提要』には「蛇床子。辛苦温。腎を補う。風寒湿を去る。婦人陰冷痒痛を治す」とある。蛇床子散 (金匱要略) などに配合される。

128 〔原文〕天麻味辛、能驅頭眩、小兒驚癇、拘攣癱瘓。
〔和訓〕天麻は味辛、能く頭眩、小兒驚癇、拘攣癱瘓を驅る。

〔注〕天麻 (てんま) は、赤箭 (せきぜん) とも言い、ラン科の多年草、オニノヤガラ天麻 *Gastrodia elata* Blume の塊茎である。驅は、追い払う意味。驚癇は、痙攣性患のこと。癱瘓は、脳卒中のこと。『神農本草経』には「赤箭。味、辛、温。鬼精物を殺し、蠱毒悪気を治す。久しく服せば気を益す。陰を長じ肥して健やかにす。身を軽くし、年を増す」とある。『訂補薬性提要』には「天麻。辛温。肝に入り痰を疎す。諸風眩掉及び小児驚癇を治す」とある。半夏白朮天麻湯などに用いられる。

129 〔原文〕白附辛温、治面百病、血痺風瘡、中風諸症。
〔和訓〕白附は辛温、面の百病、血痺風瘡、中風諸症を治す。

〔注〕 白附（びゃくぶ）は白附子（びゃくぶし）と同じであり、サトイモ科 Araceae の独角蓮 *Typhonium giganteum* ENGL. の塊茎である。『名医別録』には「白附子。心痛血痺、面上の百病を主る。薬勢を行らす」とある。『訂補薬性提要』には「白附子。辛甘。大温。毒有り。風湿を去る。痰を除く」とある。

130 **〔原文〕** 全蠍味辛、却風痰毒、口眼喎斜、風癇発搐。
〔和訓〕 全蠍は味辛、風痰毒、口眼喎斜、風癇、発搐を却く。

〔注〕 全蠍（ぜんかつ）は、蠍（かつ）とも言い、トクササソリ科 Buthidae のキョクトウサソリ *Mesobuthus martensii* の全虫体である。『訂補薬性提要』には「蠍。辛甘平。毒有り。諸風驚癇を治す」とある。『本草備要』には「全蠍。宣。風を去る。甘辛毒有り。色青く木に属す。故に諸風眩掉、驚癇搐掣、口眼喎斜、瘧疾風瘡、耳聾帯疝、厥陰風木の病、類中風、慢脾驚を治す。虚に属する者は用いを忌む」とある。一味の処方として、「急な難聴（耳暴聾閉）に、全蠍を毒を去って末にし、酒で一銭を服す。耳の中に水の流れる音が聞こえるとすぐに効果がある」（『本草綱目』）とある。牽正散などに配合される。

131 **〔原文〕** 蟬退甘平、消風定驚、殺疳除熱、退翳侵晴。
〔和訓〕 蟬退は甘平、風を消し驚を定め、疳を殺し熱を除き、翳の晴を侵すを退く。

〔注〕 蟬蛻（せんだつ）、蟬退（せんたい）は、セミ科 Cicodidae のスジアカクマゼミ *Cryptotympana atrata* Stal、*Platylomia pieli* Kato などの幼虫のぬけがらを乾燥したものである。疳は、小児の夜啼きなどを伴う神経症、消化器障害のこと。『訂補薬性提要』には「蟬退。甘寒。風熱を除く。目翳を退く。皮膚搔痒を治す」とある。『本草備要』には「蟬退。軽、風熱を散ず。蟬は乃ち土木の餘気化する所、風露を飲みて食せず。其の気清虚味甘にして寒、能く風熱を除く。其の殻は蛻と為る、故に皮膚風熱瘡瘍を治す。其の体は軽浮、能く痘疹を発す。其の性は善く蛻す。故に目翳を除く。生を催し胞を下す。其の声は清響、故に中風の失音を治す。又た昼鳴き夜息む、能く小児夜啼を止む。蟬類甚だ多し、惟だ大にして色黒き者のみ薬に入る」とある。一味の処方として、「頭風旋運（頭痛、めまい）に、蟬退一両を少し炒って末にし、酒

で一銭を服す」（『本草綱目』）とある。

132 〔原文〕僵蠶味鹹、諸風驚癇、湿痰喉痺、瘡毒瘢痕。
〔和訓〕僵蠶は味鹹、諸風、驚癇、湿痰、喉痺、瘡毒、瘢痕を治す。

【注】僵蠶は、白僵蠶（びゃくきょうさん）、白殭蚕と同じであり、カイコガ科 Bombycidae のカイコ Bombyx mori L. の幼虫が、白殭病菌 Botrytis bassiana Bals. の感染により、硬直死した乾燥虫体である。『訂補薬性提要』には「白僵蚕。辛鹹温。風を去る。痰を化す。結を散ず。経を行す。小児驚癇を治す」とある。『本草備要』には「白僵蠶。軽。風を去り、痰を化す。辛鹹微温。僵れて化せず。清化の気を得るが、故に能く風を治し痰を化し、結を散じ経を行す。其の気味倶に薄し。軽く浮かびて升り、肺肝胃の三経に入る。中風失音、頭風歯痛、喉痺咽腫、丹毒瘙癢、瘰癧結核、痰瘧血病、崩中帯下、小児驚疳、鱗甲の如き膚を治す。乳汁を下し、瘢痕を滅す」とある。一味の処方として、「酒後の咳嗽に、白僵蠶焙じて研末し、一銭づつ茶で服す」（『本草綱目』）とある。

133 〔原文〕木鼈甘温、能追瘡毒、乳癰腰疼、消腫最速。
〔和訓〕木鼈は甘温、能く瘡毒、乳癰腰疼を追い、腫を消すこと最も速し。

【注】木鼈は、木鼈子（もくべつし）と同じであり、ウリ科 Cucurbitaceae のニガウリ属植物 Momordica cochinchinensis SPR. の成熟種子である。『訂補薬性提要』には「木鼈子。苦微甘温。毒を追う。腫を消す。大腸を利す」とある。『本草備要』には「木鼈子。熱を瀉す、外用瘡を治す。苦温微甘。小毒有り。大腸を利す。瀉痢、疳積、瘰癧瘡痔、乳癰蚌毒を治す、腫を消し毒を追い、肌を生黔を除く。専ら外科に入る」とある。

134 〔原文〕蜂房鹹苦、驚癇瘈瘲、牙疼腫毒、瘰癧腸癰。
〔和訓〕蜂房は鹹苦、驚癇、瘈瘲、牙疼、腫毒、瘰癧、腸癰を治す。

【注】蜂房は、露蜂房（ろほうぼう）と同じであり、スズメバチ科 Vespidae のキホシアシナガバチ Polistes mandarinus Saussure の巣である。『神農本草経』には「露蜂房。一名蜂場、味は苦、平。山谷に生ず。驚癇瘈瘲、寒熱邪気

癲疾、鬼精蠱毒、腸痔を治す。火にて之を熬れば良し」とある。『訂補薬性提要』には「露蜂房、甘平。毒有り。虫を殺す。毒を解す。陰を益す。尿を固む、牙疼を治す」とある。一味の処方として、「陰痿（勃起不全）に、露蜂房を焼いて研り、新しく汲んだ水で二銭を服す」（『本草綱目』）とある。

135 〔原文〕花蛇温毒、癱瘓喎斜、大風癩疥、諸毒弥佳。

〔和訓〕花蛇は温、毒あり、癱瘓喎斜、大風癩疥、諸毒弥佳し。

〔注〕白花蛇（びゃっかだ）は大小の２種があり、大型のもの（蘄蛇）はクサリヘビ科 Viperidae のヒャッポダ *Agkistrodon acutus* GUNTHER の内臓を除去して乾燥したものであり、小型のもの（金銭白花蛇）はコブラ科 Elapidae のアマガサヘビ *Bungarus multicinctus* BLYTH. の幼蛇から内臓を除去して乾燥したものである。癱瘓は、脳血管障害のこと。喎斜は顔面神経麻痺のこと。大風癩疥は、ハンセン病のこと。弥は、きわめて、ますますの意味。『訂補薬性提要』には「白花蛇。甘鹹温。骨を透す。風を捜す。驚を定む。搐搦を治す」とある。

136 〔原文〕槐花味苦、痔漏腸風、大腸熱痢、更殺蛔蟲。

〔和訓〕槐花は味苦、痔漏、腸風、大腸熱痢、更に蛔蟲を殺す。

〔注〕槐花（かいか）は、マメ科 Leguminosae のエンジュ *Sophora japonica* L. の花である。『訂補薬性提要』には「槐花。苦涼。血を涼す。五痔腸風、下血を治す」とある。『本草備要』には「槐花。風熱目赤、赤白泄痢、五痔腸風、吐崩諸血を治す」とある。一味の処方として、「婦人の漏血止まぬには、槐花を焼いて性を存して研り、毎服二、三銭を食前に温酒で服す」（『本草綱目』）とある。

137 〔原文〕鼠粘子辛、能消瘡毒、隠疹風熱、咽疼可逐。

〔和訓〕鼠粘子は辛、能く瘡毒、隠疹風熱を消す、咽疼は逐う可し。

〔注〕鼠粘子（そねんし）は、牛蒡子（ごぼうし）、悪実（あくじつ）と同じであり、キク科 Compositae のゴボウ 牛蒡 *Arctium lappa* L. の成熟果実である。『名医別録』には「悪実、味辛、平、毒無し。主目を明らかにし、中を補い、風傷

を除く」とある。『訂補薬性提要』には「牛蒡子。辛平。熱を解す。肺を潤す。咽喉を利す。瘡毒を散ず」とある。一味の処方として、「風水身腫は、牛蒡子二両を炒って研末し、一日三回温水で二銭づつ服す」(『本草綱目』)とある。

138 〔原文〕茵蔯味苦、退湿除黄、瀉湿利水、清熱為涼。

〔和訓〕茵蔯は味苦、湿を退き黄を除き、湿を瀉し水を利す、熱を清し涼を為す。

【注】 茵蔯(いんちん)は、茵蔯蒿(いんちんこう)と同じであり、キク科Compositaeのカワラヨモギ *Artemisia capillaris* Thunb. の頭花である。『神農本草経』には「茵蔯蒿。味は苦、平。風湿、寒熱邪気、熱結、黄疸を治す。久しく服せば、身を軽くし、気を益し、老に耐ゆ」とある。『訂補薬性提要』には「茵蔯蒿。苦寒。湿熱を除く。黄疸を治すの聖薬となす」とある。一味の処方として、「全身の風痒、瘡疥を生ずるには、茵蔯を煮た濃い汁で洗えば立ち所に瘥える」(『本草綱目』)とある。

139 〔原文〕蔓荊味苦、頭痛能医、拘攣湿痺、涙眼堪除。

〔和訓〕蔓荊は味苦、頭痛を能く医す、拘攣、湿痺、涙眼を除くに堪ゆ。

【注】 蔓荊(まんけい)は、蔓荊実(まんけいじつ)、蔓荊子(まんけいし)と同じであり、クマツヅラ科 Verbenaceae ハマゴウ 浜栲 *Vitex rotundifolia* L.fil. の果実である。『神農本草経』には「蔓荊実。味は苦、微寒。筋骨間の寒熱、湿痺拘攣を治す。目を明らかにし、歯を堅くし、九竅を利し、白蟲を去る。久しく服せば、身を軽くし、老に耐ゆ」とある。『訂補薬性提要』には「蔓荊子。辛苦。微寒。上焦風熱を散ず。九竅を通ず。頭目を利す」とある。

140 〔原文〕兜鈴苦寒、能熏痔漏、定喘消痰、肺熱久嗽。

〔和訓〕兜鈴は苦寒、能く痔漏には熏じ、喘を定め、痰肺熱久嗽を消す。

【注】 兜鈴(とうれい)は、馬兜鈴(ばとうれい)と同じであり、ウマノスズクサ科Aristolochiaceae のマルバウマノスズクサ *Aristolochia contorta* BGE. やウマノスズクサ *A. debilis* SIEB. et ZUCC. の成熟果実である。『訂補薬性提要』には「馬兜鈴。苦辛寒。肺を清す。気を下す。喘嗽を定む」とある。『本草

備要』には「馬兜鈴。肺を瀉し、気を下す。体は軽くて虚、熟は則ち四開は肺に象（かたど）る、故に肺に入り、寒は能く肺熱を清す。苦辛は能く肺気を降す。痰嗽、喘促、血痔、瘻瘡、大腸経熱を治す。亦た蟲を吐くべし」とある。一味の処方として、「水腫腹大、喘急するは、馬兜鈴の煎湯を日毎に服す」（『本草綱目』）とある。

141　〔原文〕百合味甘、安心定胆、止嗽消浮、癰疽可啖。

〔和訓〕百合は味甘、心を安んじ胆を定め、嗽を止め浮を消し、癰疽は啖（くらう）べし。

〔注〕百合（ひゃくごう）は、ユリ科 Liliaceae のカタユリ Lilium brownii F. E. Brown var. colchesteri Wils.、細葉百合 Lilium tenuifolium Fischer、ヒメユリ Lilium concolor Salib. の鱗茎である。『神農本草経』には「百合。味は甘、平。川谷に生ず。邪気腹脹心痛を治す。大小便を利し、中を補い、気を益す」とある。『訂補薬性提要』には「百合。甘平。肺を潤す。熱を清す。嗽を止む」とある。

142　〔原文〕秦艽微寒、除湿栄筋、肢節風痛、下血骨蒸。

〔和訓〕秦艽は微寒、湿を除き筋を栄にし、肢節の風痛、下血、骨蒸を治す。

〔注〕秦艽（じんぎょう）は、リンドウ科 Gentianaceae の秦艽 Gentiana macrophylla PALLAS、小秦艽 G. dahurica FISCHER などの根である。関節炎、関節リウマチなどに用いることがある。『神農本草経』には「秦艽。味は苦、平。山谷に生ず。寒熱邪気、寒湿風痺、肢節痛を治す。水を下し、小便を利す」とある。『訂補薬性提要』には「秦艽。苦辛。微温。風湿を去る。血を活かす。筋を栄す。

143　〔原文〕紫菀苦辛、痰喘咳逆、肺痿吐衄、寒熱並済。

〔和訓〕紫菀は苦辛、痰喘、咳逆、肺痿、吐衄、寒熱並（ならび）に済（すく）う。

〔注〕紫菀（しおん）は、キク科 Compositae のシオン Aster tataricus L. fil. の根と根茎である。済は、すくうという意味。『神農本草経』には「紫菀。味は苦、温。山谷に生ず。欬逆上気、胸中寒熱結気を治す。蠱毒痿蹶を去り、

五臓を安んず」とある。『訂補薬性提要』には「紫菀。辛温。肺を潤す。気を下す。痰を化す。咳を治す。膿血を吐す」とある。

144 〔原文〕款花甘温、理肺消痰、肺癰喘咳、補労除煩。

〔和訓〕款花は甘温、肺を理め痰、肺癰喘咳を消し、労を補い煩を除く。

【注】款花は、款冬花（かんとうか）と同じである。款冬花は、キク科 Compositae のフキタンポポ Tussilago farfara L. の花蕾である。『神農本草経』には「款冬。味は辛、温。山谷に生ず。欬逆上気、善喘喉痺、諸驚癇、寒熱邪気を治す」とある。『訂補薬性提要』には「款冬花。辛温。咳逆上気を主る。肺を潤す。痰を消す。熱を瀉す」とある。

145 〔原文〕金沸草寒、消痰止嗽、明目祛風、逐水尤妙。

〔和訓〕金沸草は寒、痰を消し嗽を止め、目を明らかにし風を祛し、水を逐うことは尤も妙なり。

【注】金沸草（きんふつそう）は、キク科 Compositae の旋覆花（せんぷくか）Inula britannica L.、又はオグルマ Subsp.japonica Kitamura の全草である。花が、旋覆花である。『神農本草経』には「旋覆華。一名金沸草、一名盛椹（せいしん）、味は鹹、温。川谷に生ず。結気、脇下満、驚悸を治す。水を除き、五藏間寒熱を去り、中を補い、気を下す」とある。浅田宗伯は、「旋覆花は味鹹温、能く痰飲を利し、血脈を通す」と述べている。

146 〔原文〕桑皮甘辛、止嗽定喘、瀉肺火邪、其功不淺。

〔和訓〕桑皮は甘辛、嗽を止め喘を定め、肺の火邪を瀉す、其の功淺からず。

【注】桑皮（そうひ）は、桑白皮、桑根白皮と同じであり、クワ科 Moraceae のクワ Morus alba L. の根の皮である。『神農本草経』には、「桑根白皮。味は甘、寒。山谷に生ず。傷中、五労、六極、羸痩、崩中脈絶を治す。虚を補い、気を益し、葉は寒熱を除き、汗を出だす。桑耳の黒き者は、女子漏下、赤白汁血病、癥瘕積聚腹痛、陰陽寒熱、無子を治す」とあり、『訂補薬性提要』には「桑白皮。甘辛。寒。肺を瀉す。気を下す。水を行す。嗽を止む」とある。五虎湯などに配合される。

147　〔原文〕杏仁温苦、風痰喘嗽、大腸気閉、便難切要。

〔和訓〕杏仁は温苦、風痰、喘嗽、大腸の気閉、便難には切要なり。

【注】杏仁（きょうにん）は、杏核人と同じである。切要は、きわめて大事なことの意味。杏仁は、バラ科 Rosaceae の杏 *Prunus armeniaca* L. var. *ansu* Maximowicz の種子である。『神農本草経』には「杏仁。欬逆上気、雷鳴喉痺、気を下し、産乳金創、寒心賁豚を治す」とある。『訂補薬性提要』には「杏仁。辛苦甘温。気を下す。痰を行す。燥を潤す。喘咳を治す。狗毒を制す」とある。麻杏甘石湯、麻杏薏甘湯など含まれる。

148　〔原文〕烏梅酸温、収斂肺気、止渇生津、能安瀉痢。

〔和訓〕烏梅は酸温、肺気を収斂し、渇を止め津を生じ、能く瀉痢を安んず。

【注】烏梅（うばい）は、梅実（うじつ）ともいい、烏梅は、バラ科 Rosaceae のウメ 梅 *Prunus mume* Sieb. et Zucc. の未熟果実を燻蒸したものである。『神農本草経』には「烏梅。気を下し、熱煩満、心を安んじ、肢体痛、偏枯不仁死肌を除き、青黒誌悪疾を去る」とある。『訂補薬性提要』には「烏梅。酸渋温。腸を濇す。肺を斂す。津を生ず。虫を殺す」とある。烏梅丸などに配合される。

149　〔原文〕天花粉寒、止渇祛煩、排膿消毒、善除熱痰。

〔和訓〕天花粉は寒、渇を止め煩を祛り、膿を排し毒を消し、善く熱痰を除く。

【注】天花粉（てんかふん）は、栝樓根と同じであり、ウリ科 Cucurbitaceae のチョウセンカラスウリ *Trichosanthes kirilowii* Maxim. の根である。『神農本草経』には「栝樓。消渇、身熱煩満、大熱を治す。虚を補い、中を安んじ、絶傷を続ぐ」とある。『訂補薬性提要』には「栝樓根。甘苦寒。火を降す。燥を潤す。痰を豁す。渇を止め」とある。

150　〔原文〕密蒙花甘、主能明目、虚翳青盲、服之効速。

〔和訓〕密蒙花は甘、能く明目、虚翳、青盲を主る。之を服すれば速やかに効あり。

【注】密蒙花 (みつもうか) は、フジウツギ科 Loganiaceae のワタフジウツギ Buddleia officinalis Maxim. の花序や花蕾である。『訂補薬性提要』には「密蒙花。甘微寒。肝を潤す。目を明らかにす」とある。

151 〔原文〕菊花味甘、除熱祛風、頭眩目赤、收涙有功。

〔和訓〕菊花は味甘、熱を除き風を祛り、頭眩、目赤、收涙に功有り。

【注】菊花 (きくか) は、キク科 Compositae のキク Chrysanthemum morifolium HEMSL. L、及びその品種の頭花である。『神農本草経』には「菊花。風頭、頭眩、腫痛、目脱せんと欲し、涙出で、皮膚死肌、悪風湿痺を治す」とある。『訂補薬性提要』には「菊花。甘苦平。頭風、眩運を主る。目血を養う。翳膜を去る。熱を除く」とある。

152 〔原文〕木賊味甘、益肝退翳、能止月経、更消積聚。

〔和訓〕木賊は味甘、肝を益し翳を退き、能く月経を止め、更に積聚を消す。

【注】木賊 (もくぞく) は、トクサ科 Equisetaceae トクサ Equisetum hyemale である。『訂補薬性提要』には「木賊。甘苦温。汗を発す。火を散ず。目翳を退す」とある。

153 〔原文〕決明子甘、能除肝熱、目疼收涙、仍止鼻血。

〔和訓〕決明子は甘、能く肝熱、目疼を除き、涙を収め、なお鼻血を止む。

【注】決明子 (けつめいし) は、マメ科 Leguminosae のエビスグサ Cassia obtusifolia L. の種子である。『神農本草経』には「決明子。青盲。目淫膚、赤白膜、眼赤痛、涙出ずるを治す」とある。『訂補薬性提要』には「決明子。甘苦鹹平。風熱を除く。目を明らかにす」とある。決明子は、通常便秘に用いる。

154 〔原文〕犀角酸寒、化毒辟邪、解熱止血、消腫毒蛇。

〔和訓〕犀角は酸寒、毒を化し邪を辟く、熱を解し血を止め、蛇毒の腫を消す。

【注】犀角 (さいかく) は、サイ科 Rhinocerotidae のインドサイ Rhinoceros unicornis L.、ジャワサイ Rhinoceros sondaicus Desmarest、スマトラサイ Dicerorhinus sumatrensis Cuvier、クロサイ Diceros bicornis L. などの角であ

る。入手困難であり、水牛角を多めに用いて代用する。『神農本草経』には「犀角。百毒蠱注、邪鬼鄣気を治す。鉤吻、鴆羽、蛇毒を殺し、邪を除き、迷惑魘寐せず」とある。『訂補薬性提要』には「犀角。苦酸。鹹寒。心胃の大熱を瀉す。風を去る。痰を利す。毒を解す。血を活かす。肝を鎮む。驚を定む」とある。

155　〔原文〕羚羊角寒、明目清肝、卻驚解毒、補智能安。

〔和訓〕羚羊角は寒、目を明らかにし肝を清し、驚を卻し毒を解し、智を補い能く安んず。

【注】羚羊角 (れいようかく) は、ウシ科 Bovidae のサイガ（オオハナレイヨウ）*Saiga tatarica* L. の角である。『神農本草経』には「羚羊角。目を明らかにし、気を益し、陰を起こし、悪血注下を去る。蠱毒、悪鬼、不祥を辟け、心気を安んじ、常に魘寐せず」とある。『訂補薬性提要』には「羚羊角。苦鹹微寒。心肝の邪熱を瀉す。骨間の風毒を除く。筋を舒す。痛を定む」とある。

156　〔原文〕亀甲味甘、滋陰補腎、除崩續筋、更医顱顋。

〔和訓〕亀甲は味甘、陰を滋し腎を補い、崩を除き筋を続き、更に顱顋 (ろしん) を医す。

【注】亀甲 (きこう) は、カメ科 Testudinidae のシナガメ　ハナガメ *Ocadia sinensis* Gray の背甲である。亀板は、イシガメの腹甲である。『神農本草経』には「亀甲。一名神屋 (しんおく)、味は鹹、平。池沢に生ず。漏下赤白を治す。癥瘕、痎瘧、五痔陰蝕、湿痹四肢重弱、小児顋不合を破る。久しく服せば、身を軽くし、飢えず」とある。『名医別録』には「亀甲。甘、毒有り。頭瘡燥き難きもの、女子陰瘡及び驚恚気、心腹痛、久しく立つべからざるもの、骨中寒熱、傷寒勞複、或肌體寒熱死せんと欲するものを治す。湯を作るを以て良し。気を益し智を資し、また人をして能く食せしむ」とある。顱顋とは小児の泉門が閉じない病気のこと。

157　〔原文〕鱉甲酸平、劳嗽骨蒸、散瘀消腫、去痞除崩。

〔和訓〕鱉甲は酸平、劳嗽、骨蒸、瘀を散じ腫を消し、痞を去り崩を除く。

【注】鱉甲 (べっこう) は、スッポン科 Trionychidae のシナスッポン *Trionyx*

sinensis Wiegmann の背甲である。『神農本草経』には「鱉甲。心腹癥瘕。堅積寒熱を治す。痞息肉、陰蝕痔悪肉を去る」とあり、『訂補薬性提要』には「鱉甲。鹹平。陰を補う。熱を退す。痃癖、骨蒸を治す」とある。鱉甲は、鱉甲煎丸、升麻鱉甲湯に配合される。

158 〔原文〕海螵蛸鹹、破血除癥、通経水腫、目翳心疼。

〔和訓〕海螵蛸は鹹、血を破り癥を除き、経を通じ、水腫、目翳、心疼に用う。

〔注〕海螵蛸（かいひょうしょう）は、烏賊魚骨とも言い、コウイカ科 Sepiidae のコウイカ *Sepia esculenta* Hoyle の甲である。『神農本草経』には「海螵蛸。女子漏下、赤白經汁、血閉、陰蝕腫痛、寒熱癥瘕、無子を治す」とある。『訂補薬性提要』には「海螵蛸。鹹温。血脈を通ず。風湿を去る」とある。

159 〔原文〕火麻味甘、下乳催生、潤腸通結、小水能行。

〔和訓〕火麻は味甘、乳を下し生を催し、腸を潤し結を通じ、小水を能く行らす。

〔注〕火麻（かま）は、麻子仁、麻仁、火麻仁、大麻仁などと言われ、アサ科 Cannabidaceae のアサ *Cannabis sativa* L. の種子ある。『訂補薬性提要』には「麻仁。甘平。脾を緩め、燥を潤す。腸を滑らす」とある。火麻は、潤下剤である。

160 〔原文〕山豆根苦、療咽腫痛、敷蛇蟲傷、可救急用。

〔和訓〕山豆根は苦、咽腫痛を療し、蛇蟲傷に敷き、急を救うに用うべし。

〔注〕山豆根（さんずこん）は、マメ科 Leguminosae のクララ属植物 *Sophora subprostrala* CHUN et T. CHEN の根である。『訂補薬性提要』には「山豆根。苦寒。熱を瀉す。毒を解す。喉瘡を治す」とある。

161 〔原文〕益母草甘、女科為主、産後胎前、生新去瘀。

〔和訓〕益母草は甘、女科は主と為し、産後、胎前、新を生じ瘀を去る。

〔注〕益母草（やくもそう）、は、シソ科 Lamiaceae のメハジキ *Leonurus japonicus* である。『本草備要』には「益母草。一名は茺蔚。通。血を行らす。

生新血。辛微苦寒。手足厥陰に入る。水を消し血を行らし、瘀を去り新を生じ、経を調え毒を解す。血風、血暈、血痛、血淋、胎痛産難、崩中帯下を治す。胎産の良薬為り。疔腫乳癰を消す。大小便を通ず」とある。益母草は、益母丸などに配合される。

162　〔原文〕紫草苦寒、能通九竅、利水消膨、痘疹切要。

〔和訓〕紫草は苦寒、能く九竅を通じ、水を利し膨を消し、痘疹は切要なり。

〔注〕切要は、きわめて大事なことの意味。紫草（しそう）は、硬紫草、紫根であり、ムラサキ科 Boraginaceae のムラサキ *Lithospermum erythrorhizon* Siebold et Zuccarini の根である。『神農本草経』には、「紫草。心腹邪気、五疸を治す。中を補い、気を益す。九竅を利し、水道を通ず」とある。『訂補薬性提要』には「紫草。甘鹹寒。血を涼し、血を活かす。熱を清め、腸を滑らかにす」とある。

163　〔原文〕地膚子寒、去膀胱熱、皮膚瘙癢、除熱甚捷。

〔和訓〕地膚子は寒、膀胱熱、皮膚瘙癢を去り、熱を除くこと甚だ捷なり。

〔注〕地膚子（じふし）は、アカザ科 Chenopodiaceae のホウキギ 地膚 *Kochia scoparia* (L.) Schrad. の果実である。『神農本草経』には「膀胱熱を治す。小便を利し、中を補い、精気を益す」とある。『訂補薬性提要』には「地膚子。甘苦寒。小便を利す。虚熱を除く。陰を補う」とある。

164　〔原文〕楝根寒性、能追諸蟲、疼痛一止、積聚立通。

〔和訓〕楝根は寒性、能く諸蟲を追い、疼痛一たび止めば、積聚は立だちに通ず。

〔注〕楝根（れんこん）は、苦楝根皮（くれんこんひ）と同じであり、センダン科 Meliaceae のセンダン *Melia azedarach* L.、及びトウセンダン *M. toosendan* Siebold & Zucc. の根の部分である。『名医別録』には「苦楝子。根は微寒、蚘蟲を療し大腸を利す」とある。『訂補薬性提要』には「苦楝根皮。微寒。虫を殺す。大腸を利す」とある。

165 〔原文〕樗根味苦、瀉痢帯崩、腸風痔漏、燥湿濇精。

〔和訓〕樗根は味苦、瀉痢、帯崩、腸風、痔漏、湿を燥し精を濇す。

〔注〕樗根は、樗根皮（ちょこんぴ）、椿樗白皮と同じであり、ニガキ科Simaroubaceae のシンジュ（ニワウルシ）*Ailanthus altissima* SWINGLE、又はセンダン科 Meliaceae のチャンチン *Toona sinensis* M. J. ROEM. の根皮である。『本草備要』には「椿樗白皮。腸を濇し、湿を燥す。苦は湿を燥し、寒は熱に勝つ。濇は収斂し。血分に入りて血を濇す。肺胃の陳痰を去る。湿熱為病、泄瀉久痢、崩帯腸風、夢遺便数を治す。断下の功有り、疳を去るには、樗皮は尤も良い」とある。

166 〔原文〕沢蘭甘苦、癰腫能消、打撲傷損、肢体虚浮。

〔和訓〕沢蘭は甘苦、癰腫を能く消し、打撲傷損、肢体虚浮するを治す。

〔注〕沢蘭（たくらん）は、シソ科 Labiatae のシロネ *Lycopus lucidus* Turcz. の全草である。『神農本草経』には「乳婦内衄を治す」「大腹水腫を治す」「身面四肢浮腫を治す」とある。『訂補薬性提要』には「沢蘭。苦微温。血を和す。鬱を散ず。水を消す」とある。

167 〔原文〕牙皂味辛、通血開竅、敷腫消膿、吐風痰妙。

〔和訓〕牙皂は味辛、血を通じ竅を開き、腫を敷き膿を消し、風痰を吐すは妙なり。

〔注〕牙皂（がそう）は、皂莢（そうきょう）、皂角とも言い、マメ科 Leguminosae の猪牙皂 *Gleditsia officinalis* Hemsl の果実である。『神農本草経』には「皂莢。風痺死肌、邪気風頭涙出を治す。水を下し、九竅を利し、鬼精物を殺す」とある。『訂補薬性提要』には「皂莢。辛温。風を捜す。熱を泄す。竅を通ず」とある。

168 〔原文〕瓜蒂苦寒、善能吐痰、消身浮腫、並治黄疸。

〔和訓〕瓜蒂は苦寒、善は能く痰を吐き、身の浮腫を消し、並に黄疸を治す。

〔注〕瓜蒂（かてい）は、ウリ科 Cucurbitaceae のマクワウリ 真桑瓜 *Cucumis melo* L. の、瓜のへたである。『神農本草経』には「瓜蒂。大水身面、四肢、浮

腫を治す。水を下し、蟲毒を殺し、欬逆、上気。諸果を食して消せず」とある。『訂補薬性提要』には「瓜蔕。苦寒。痰涎宿食を吐す。水気を利す」とある。

169　（原文）巴豆辛熱、除胃寒積、破癥消痰、大能通利。
（和訓）巴豆は辛熱、胃の寒積を除き、癥を破り痰を消し、大いに能く通利す。

【注】巴豆（はず）は、トウダイグサ科 Euphorbiaceae のハズ *Croton tiglium* L. の成熟種子である。『神農本草経』には、「巴豆。傷寒温瘧寒熱を治す。癥瘕結堅積聚、留飲淡癖、大腹水脹を破り、五藏六府を蕩練し、閉塞を開通し、水穀の道を利し、悪肉を去り、鬼蟲毒注邪物を除き、蟲魚を殺す」とある。『訂補薬性提要』には「巴豆。辛熱。大毒有り。大いに燥す。大いに瀉す。竅を開く。滞を宣す。臟腑沈寒癖積を去る」とある。

170　（原文）斑蝥有毒、破血利経、諸瘡瘰癧、水道能行。
（和訓）斑蝥は毒有り、血を破り経を利し、諸瘡瘰癧、水道を能く行る。

【注】斑蝥（はんみょう）は、ツチハンミョウ科 Meloidae のオオヒゲゲンセイ *Mylabris phaberata*（Pallas）やオビゲンセイ *Mylabris cichorii*（L.）の成虫である。『神農本草経』には「斑蝥。寒熱鬼注蟲毒、鼠瘻悪瘡疽蝕、死肌を治す。石癃を破る」とある。『訂補薬性提要』には「斑蝥。辛寒。毒有り。内に用うれば石淋を破る。外に用うれば瘰癧、疔毒を抜く」とある。

171　（原文）胡黄連苦、治労骨蒸、小兒疳痢、盗汗虚。
（和訓）胡黄連は苦、労骨蒸、小兒疳痢、盗汗、虚驚を治す。

【注】胡黄連（こおうれん）は、ゴマノハグサ科 Scrophulariaceae の *Picrorhiza kurrooa* Royle ex Bentham、又は *Picrorhiza scrophulariiflora* Pennell の根茎である。『訂補薬性提要』には「胡黄連。苦寒。心熱、疳熱を去る。肝胆を益す」とある。

172　（原文）使君甘温、消疳清濁、瀉利諸蟲、総能除卻。
（和訓）使君は甘温、疳を消し清濁を、瀉利諸蟲、総て能く卻って除く。

【注】使君は、使君子（しくんし）のことであり、シクンシ科 Combretaceae の

インドシクンシ *Quisqualis indica* L. の成熟果実である。『訂補薬性提要』には「使君子。甘温。脾を補う。積を消す。小児の要薬となす」とある。

173 〔原文〕赤石脂温、保固腸胃、潰瘍生肌、澁止瀉痢。

〔和訓〕赤石脂は温、腸胃、潰瘍は固め保ち、肌を生じ、瀉痢を止め澁す。

〔注〕赤石脂 (しゃくせきし) は、酸化第二鉄 Fe_2O_3 を多量に含む雲母源の粘土塊で、カオリナイト $Al_2O_3 \cdot 2SiO_2 \cdot 4H_2O$ を主成分とする。『名医別録』には「赤石脂。心気を養うを主る、目を明らかにす。精を益し、腹痛、泄澼、下痢赤白、小便利、及び癰疽瘡痔、女子崩中漏下、産難、胞衣出でざるを療す」とある。『訂補薬性提要』には「赤石脂、甘酸辛温。大小腸を固む。血を止む」とある。赤石脂は、赤石脂禹余糧湯、桃花湯などに配合される。

174 〔原文〕青黛酸寒、能平肝木、驚癇疳痢、兼除熱毒。

〔和訓〕青黛は酸寒、能く肝木を平にし、驚癇、疳痢、兼ねて熱毒を除く。

〔注〕青黛 (せいたい) は、マメ科 Leguminosae のキアイ *Indigofera tinctoria* L.、キツネノマゴ科 Acanthaceae の *Strobilanthes cusia* O. KUNTZE、タデ科 Polygonaceae のアイ *Polygonum tinctorium* LOUR.、その他の植物から製したインジゴを含む粉末である。『訂補薬性提要』には「青黛。鹹寒。肝火を瀉す、一切の熱毒を解す」とある。

175 〔原文〕阿膠甘温、止咳膿血、吐衄胎崩、虚羸可啜。

〔和訓〕阿膠は甘温、咳膿血を止め、吐衄胎崩、虚羸に啜るべし。

〔注〕阿膠 (あきょう) は、ウマ科 Equidae のロバ *Equus asinus* の皮から作られる膠である。『神農本草経』には「阿膠。心腹内崩、労極洒洒瘧状の如きもの、腰腹痛、四肢酸疼、女子下血を治す。胎を安んず」とあり、『訂補薬性提要』には「阿膠。甘平。血を和す。陰を補う。喘嗽を定む。小腸を利す」とある。

176 〔原文〕白礬味酸、善解諸毒、治症多能、難以盡述。

〔和訓〕白礬は味酸、善く諸毒を解す、症を治すること多能なり、以て盡く述

べること難し。

【注】白礬 (はくばん) は、礬石 (ばんせき)、燓石とも言い、天然の明礬石から作られた明礬 Alum である。『神農本草経』には「礬石。寒熱、泄利、白沃、陰蝕、悪瘡、目痛を治す。骨歯を堅くす」とある。『訂補薬性提要』には「礬石。酸鹹濇寒。湿を燥す。痰を逐う。涎を下す。毒を解す」とある。白礬は、礬石湯、消石礬石散に配合される。

177　〔原文〕五倍苦酸、療歯疳䘌、痔癬瘡膿、兼除風熱。
〔和訓〕五倍は苦酸、歯疳䘌を療す、痔癬瘡膿、兼ねて風熱を除く。

【注】五倍子 (ごばいし) は、ウルシ科 Anacardiaceae のヌルデ Rhus javanica L. などの葉に、アブラムシ科 Aphididae のヌルデシロアブラムシ Melaphis chinensis BELL. などが寄生することにより形成される虫嬰瘻を熱湯に浸したのち乾燥したもの。歯疳䘌は虫歯のこと。『訂補薬性提要』には「五倍子。酸鹹濇寒。肺を斂す。火を降す。津を生ず。痰を化す」とある。

178　〔原文〕玄明味辛、能鐲宿垢、化積消痰、諸熱可療。
〔和訓〕玄明は味辛、能く宿垢を鐲う、積を化し痰を消し、諸熱は療すべし。

【注】玄明は、玄明粉 (げんめいふん) と同じ。玄明粉は、芒硝を風化、乾燥させて得られる無水硫酸ナトリウム (Na_2SO_4) である。芒硝は含水硫酸ナトリウム ($Na_2SO_4 \cdot 10H_2O$) である。鐲は、はらう、払い除く意味。『訂補薬性提要』には「玄明粉。辛甘冷。熱を瀉す。堅を軟す。燥を潤す。結を破る。腫を消す。目を明らかにす」とある。

179　〔原文〕通草味甘、善治膀胱、消癰散腫、能通乳房。
〔和訓〕通草は味甘、善く膀胱を治し、癰を消し腫を散じ、能く乳房を通ず。

【注】通草 (つうそう) は、日本では木通と同じものとされており、アケビ科 Lardizabalaceae のアケビ Akebia quinata (Thunb.) Decne. の茎である。現代中国では、通草の基原は、ウコギ科 Araliaceae のカミヤツデ Tetrapanax papyriferus K.KOCH の茎髄である。『神農本草経』には「通草。悪虫を去り、脾胃寒熱を除き、九竅血脉関節を通利す」とある。『訂補薬性

提要』には「通草。甘辛平。湿熱を除く。小便を通ず。関節を利す」とある。

180 〔原文〕枸杞甘温、添精固髄、明目祛風、陰興陽起。

〔和訓〕枸杞は甘温、精を添へ髄を固め、目を明らかにし風を祛り、陰を興し陽を起す。

〔注〕枸杞子 (くこし) は、ナス科 Solanaceae のクコ *Lycium chinense* Miller、又はナガバクコ *Lycium barbarum* L. の果実である。『本草備要』には「枸杞子。平補にして潤。甘平。肺を潤し肝を清し、腎を滋し気を益し、精を生じ陽を助け、虚労を補い、筋骨を強くす。風を去り目を明らかにす。大小腸を利す。嗌乾消渇を治す。南方樹の高さ数尺。北方は並に是れ大樹なり。甘州産する所、紅潤で核少なきもの者を以て良し。酒に浸し搗きて用う。根は地骨皮と名づく。葉は、天精草と名づく。苦甘にして涼。上焦心肺の客熱を清す。茶に代って消渇を止む」とある。枸杞子は、杞菊地黄丸などに配合される。

181 〔原文〕黄精味甘、能安臓腑、五労七傷、此薬大補。

〔和訓〕黄精は味甘、能く臓腑、五労七傷を安んじ、此の薬は大いに補う。

〔注〕黄精 (おうせい) は、ユリ科 Liliaceae のナルコユリ *Polygonatum falcatum* A. Gray、カギクルマバナルコユリ *Polygonatum sibiricum* Redoute、*Polygonatum kingianum* Collett et Hemsley、又は *Polygonatum cyrtonema* Hua の根茎を、通例、蒸したものである。『名医別録』には、黄精の効能は「補中益気を主る」「五臓を安んず」とある。『訂補薬性提要』には「黄精。甘平。心肺を潤す。精髄を填す」とある。

182 〔原文〕何首烏甘、添精種子、黒髪悦顔、長生不死。

〔和訓〕何首烏は甘、精を添へ子を種え、髪を黒くし顔を悦し、長く生き不死なり。

〔注〕何首烏 (かしゅう) は、タデ科 Polygonaceae のツルドクダミ *Polygonum multiforum* THUNB. の塊根である。『訂補薬性提要』には「何首烏。苦濇温。精を添ず。髄を益す。血を養う。風を去る」とある。

183　〔原文〕五味酸温、生津止渇、久嗽虚労、金水枯竭。

〔和訓〕五味は酸温、津を生じ渇、久嗽虚労、金水枯竭を止む。

【注】五味子（ごみし）は、マツブサ科 Schisandraceae のチョウセンゴミシ
Schisandra chinensis Baillon の果実である。『神農本草経』には「気を益し、
欬逆上気、労傷、羸痩、不足を補い、陰を強め、男子精を益す」とある。『訂
補薬性提要』には「五味子。温。五味備わる。肺を斂る。腎を慈す。津を生
ず。嗽を寧す。精を濇す。瀉を止める」とある。小青竜湯、人参養栄湯など
に配合される。

184　〔原文〕山茱性温、濇精益髄、腎虚耳鳴、腰膝痛止。

〔和訓〕山茱は性温、精を濇し髄を益し、腎虚耳鳴、腰膝痛止む。

【注】山茱は、山茱萸（さんしゅゆ）と同じであり、ミズキ科 Cornaceae のサン
シュユ *Cornus officinalis* Siebold et Zuccarini の偽果の果肉である。『神農
本草経』には「山茱萸。味は酸、平。山谷に生ず。心下邪気寒熱を治す。中
を温め、寒湿痺を逐い、三虫を去る」とある。『訂補薬性提要』には「山茱
萸。辛酸。温。腎を補う。肝を温む。精を固む。気を秘す」とある。八味地
黄丸、六味地黄丸に配合される。

185　〔原文〕石斛味甘、卻驚定志、壯骨補虚、善驅冷痺。

〔和訓〕石斛は味甘、驚を卻け志を定め、骨を壯にし虚を補い、善く冷痺を
驅う。

【注】石斛（せっこく）は、ラン科 Orchdaceae のホンセッコク *Dendrobium
officinale* K. Kimura et Migo の茎である。『神農本草経』には「石斛。傷中
を治す。痺を除き、気を下し、五臓、虚労、羸痩を補い、陰を強くす」とあ
る。『訂補薬性提要』には「石斛。甘。平。脾に入れば湿熱を除く。腎に入
れば精気を濇す」とある。

186　〔原文〕破故紙温、腰膝酸痛、興陽固精、鹽酒妙用。

〔和訓〕破故紙は温、腰膝酸痛、陽を興こし精を固め、鹽酒で妙め用う。

【注】破故紙（はこし）は、補骨脂（ほこつし）と同じであり、マメ科

Leguminosae のオランダビユ *Psoralea corylifolia* L. の成熟種子である。『訂補薬性提要』には「補骨脂。辛苦温。丹田を暖む。元陽を壮す。小便を固める」とある。『本草備要』には「破故紙、一名補骨脂。燥、命火を補う。辛苦大温。心包、命門に入る。相火を補い以て君火を通ず。丹田を暖め、元陽を壮にし、小便を縮し、五労七傷、腰膝冷痛、腎冷精流、腎虚泄瀉、婦人血気を治す。胎孕を堕す」とある。

187 〔原文〕薯蕷甘温、理脾止瀉、益腎補中、諸虚何怕。

〔和訓〕薯蕷は甘温、脾を理め瀉を止め、腎を益し中を補う、諸虚は何ぞ怕<ruby>怕<rt>おそ</rt></ruby>れん。

〔注〕薯蕷 (しょ) は、山薬と同じである。薯蕷はヤマノイモ科 Dioscoreaceae のヤマノイモ *Dioscorea japonica* Thunberg やナガイモ *Dioscorea batatas* Decne の地下塊茎である。『神農本草経』には「薯蕷。傷中を治す。虚贏を補い、寒熱邪気を除き、中を補い、気力を益す。肌肉を長ず」とある。『訂補薬性提要』には「薯蕷。甘温。脾胃を補う。腸を固む。精を濇す。瀉を止む」とある。

188 〔原文〕蓯蓉味甘、峻補精血、若驟用之、反動便滑。

〔和訓〕蓯蓉は味甘、精血を峻補す、若し驟<ruby>驟<rt>はしれ</rt></ruby>ば之を用う、反って動いて便は滑<ruby>滑<rt>なめら</rt></ruby>かなり。

〔注〕肉蓯蓉 (にくじゅよう) は、ハマウツボ科 Orobanchaceae のホンオニク肉蓯蓉 *Cistanche salsa*（C. A. Mey.）G. Beck、蓯蓉 *Cistanche deserticola* Y. S. Ma の全草である。『神農本草経』には「肉蓯蓉。五臓を養い、陰を強め、精気を益し、子を多くす」とある。『訂補薬性提要』には「肉蓯蓉。甘酸鹹。微温。腎を補い血を滋む。髄を益す。腸を滑らかにす」とある。

189 〔原文〕菟絲甘平、夢遺滑精、腰疼膝冷、添髄強筋。

〔和訓〕菟絲は甘平、夢遺、滑精、腰疼、膝冷、髄を添へ筋を強む。

〔注〕菟絲 (とし) は、菟絲子 (としし)、兔絲子とも言う。菟絲子は、ヒルガオ科 Convolvulaceae のマメダオシ *Cuscuta chinensis* Lam. やネナシカズラ

Cuscuta japonica Choisy の種子である。『神農本草経』には「絶傷続き、不足を補い、気力を益し、肥し健にす。汁、面皯を去る。久しく服せば、目を明らかにす」とある。『訂補薬性提要』には「菟絲子。甘辛平。陰を補う。精を益す。腎寒淋瀝を治す」とある。

190　（原文）杜仲辛温、強筋壮骨、足痛腰疼、小便淋瀝。

〔和訓〕杜仲は辛温、筋を強め骨を壮し、足痛腰疼、小便淋瀝を治す。

〔注〕 杜仲 (とちゅう) は、トチュウ科 Eucommiaceae の杜仲 *Eucommia ulmoides* Oliver の樹皮である。『神農本草経』には「杜仲。腰脊痛を治す。中を補い、精気を益し、筋骨を堅くし、志を強め、陰下痒湿、小便余瀝を除く」とある。『訂補薬性提要』には「杜仲。甘微辛温。肝腎を補う。腰膝痛を治す」とある。

191　（原文）牛膝味苦、除湿痺痿、腰膝酸痛、益陰補髄。

〔和訓〕牛膝は味苦、湿痺痿、腰膝酸痛を除き、陰を益し髄を補う。

〔注〕 牛膝 (ごしつ) は、ヒユ科 Amaranthaceae のイノコズチ属植物 *Achyranthes bidentata* BL.、或は同科の *Cyathula officinalis* KUAN の根である。『神農本草経』には、「寒湿痿痺、四肢拘攣、膝痛みて屈伸すべからざるを治す」とある。『訂補薬性提要』には「牛膝。苦酸平。肝腎を補う。筋骨を強め。諸薬を引き、下行す。悪血を散ず」とある。

192　（原文）巴戟辛甘、大補虚損、精滑夢遺、強筋固本。

〔和訓〕巴戟は辛甘、虚損、精滑、夢遺を大いに補い、筋を強め本を固む。

〔注〕 巴戟は、巴戟天 (はげきてん) のことであり、アカネ科 Rubiaceae の巴戟天 *Morinda officinalis* How. の根である。『神農本草経』には「大風邪気、陰痿不起を治す」とある。『訂補薬性提要』には「巴戟天。甘辛。微温。腎を補い、風を去る」とある。

193　（原文）竜骨味甘、夢遺精泄、崩帯腸癖、驚癇風熱。

〔和訓〕竜骨は味甘、夢遺精泄、崩帯、腸癖、驚癇、風熱を治す。

【注】竜骨（りゅうこつ）は、大型の哺乳動物の骨の化石のことである。『神農本草経』には「竜骨は、心腹鬼注、精物老魅、欬逆、泄利膿血、女子漏下、癥痕堅結、小児熱気驚癇を治す」とある。『訂補薬性提要』には「竜骨。甘濇微寒。浮越の気を収む。精を濇す。腸を固む。驚を鎮む。癇を治す」とある。竜骨は、桂枝加竜骨牡蛎湯や柴胡加竜骨牡蛎湯に配合される。

194 （原文）虎骨味辛、専治脚膝、定痛追風、能壮筋骨。

（和訓）虎骨は味辛、専ら脚膝を治し、痛を定め風を追い、能く筋骨を壮んにす。

【注】虎骨（ここつ）は、ネコ科 Felidae のトラ *Panthera tigris* の骨である。『名医別録』には「虎骨は、邪悪の気を除くを主る。鬼疰毒を殺す。驚悸を止む。悪瘡鼠瘻を治す」とある。『訂補薬性提要』には「虎骨。辛温。風を去る。骨を健やかにす。痺疼を定む。拘攣を緩む」とある。

195 （原文）胡巴温暖、補腎臓虚、膀胱諸疝、脹痛皆除。

（和訓）胡巴は温暖、腎臓の虚を補い、膀胱諸疝、脹痛、皆除く。

【注】胡巴（こは）は、胡芦巴（ころは）と同じであり、マメ科 Leguminosae のコロハ *Trigonella foenum-graecum* L. の成熟種子である。『本草備要』には「胡芦巴。燥、腎命を補い、寒湿を除く。苦温純陽。右腎命門に入り、丹田を暖め、元陽を壮し。腎臓虚冷、陽気が元に帰る能わざるもの、癩疝冷気、寒湿脚気を治す」とある。

196 （原文）鹿茸甘温、益気滋陰、泄精尿血、崩帯堪任。

（和訓）鹿茸は甘温、気を益し陰を滋し、精尿血を泄し、崩帯 任 るに堪えたり。

【注】鹿茸（ろくじょう）は、シカ科 Cervidae のニホンシカ *Cervus nippon* Temmlnck、及びマンシュウジカ *C. elaphus* L. の雄のまだ角化していない幼角である。『神農本草経』には「鹿茸。漏下悪血、寒熱驚癇を治す。気を益し、志を強くし、歯を生じて、老いず。角は、悪瘡癰腫を治す。邪悪気、陰中に在る留血を逐う」とある。『訂補薬性提要』には「鹿茸。甘温。陽を補う。血を養う。髄を填ぐ。痘瘡乾回を治す。角、熱を散ず。血を行す。腫れを消す。肉、甘温。中を補う。気を益す。血脈を通ず。五臓を強くす」とある。

197　〔原文〕牡蛎微寒、澀精止汗、崩帯脅疼、老痰祛散。

〔和訓〕牡蛎は微寒、精を澀し汗を止め、崩帯、脅疼、老痰、祛散す。

【注】牡蛎（ぼれい）は、イタボガキ科 Osteridae のイタボガキ *Ostrea rivularis* GOULD、マガキ *Crassostrea gigas* THUNB.、その他同属動物の貝殻である。『神農本草経』には「牡蛎は。傷寒寒熱、温瘧洒洒、驚恚怒気を治す。拘緩鼠瘻、女子帯下赤白を除く。久しく服せば、骨節を強め、邪鬼を殺し、年を延ぶ」とある。『訂補薬性提要』には「牡蛎。鹹寒。堅を軟す。痰を化す。脱を収む。汗を斂す。水を行す」とある。

198　〔原文〕楝子味苦、膀胱疝気、中湿傷寒、利水之剤。

〔和訓〕楝子は味苦、膀胱疝気、中湿傷寒、利水の剤なり。

【注】楝子（れんし）は、苦楝子（くれんし）、川楝子（せんれんし）、楝実、練実、と同じであり、センダン科 Meliaceae のセンダン *Melia azedarach* L.、及びトウセンダン *M. toosendan* Siebold & Zucc. の成熟果実である。『神農本草経』には「練実。温疾、傷寒、大熱煩狂を治す。三蟲疥瘍を殺す。小便や水道を利す」とある。『訂補薬性提要』には「苦楝子。苦寒。湿熱を瀉す。虫を殺す。疝を治す。疼を定む」とある。

199　〔原文〕萆薢甘苦、風寒湿痺、腰背冷疼、添精益気。

〔和訓〕萆薢は甘苦、風寒湿痺、腰背冷疼、精を添え気を益す。

【注】萆薢（ひかい）は、ヤマノイモ科 Dioscoreaceae のオニドコロ 山萆薢 *Dioscorea tokoro* Makino、又は粉萆薢 *Dioscorea sativa* L. などの肥厚した根茎である。『神農本草経』には「萆薢。腰背痛、強骨節、風寒湿、周痺、悪瘡瘻えざるもの、熱気を治す」とある。『訂補薬性提要』には「萆薢。甘苦平。風湿を去る。下焦を固む。腰背中痺疼を治す」とある。

200　〔原文〕寄生甘苦、腰痛頑麻、続筋壮骨、風湿尤佳。

〔和訓〕寄生は甘苦、腰痛頑麻、筋を続げ骨を壮し、風湿には尤も佳い。

【注】寄生（きせい）は、桑寄生（そうきせい）、桑上寄生（そうじょうきせい）と同じであり、ヤドリギ科 Loranthaceae の *Loranthus parasiticus* Merr. の各種植物

の葉を帯びた茎枝で、寄生は、桑とは限らず多種の樹木に寄生する。『神農本草経』には「桑寄生。腰痛、小児背強、癰腫を治す。胎を安んじ、肌膚を充たし、髪歯を堅くし、鬚眉を長ず」とある。『訂補薬性提要』には「桑寄生。苦甘温。筋骨を補う。風湿を散ず」とある。

201　〔原文〕続断味辛、接骨續筋、跌撲折損、且固遺精。（酒浸洗用。）

〔和訓〕続断は味辛、骨を接し筋を続げ、跌撲折損、且つ遺精を固む。

〔注〕 続断 (ぞくだん) は、マツムシソウ科 Dispacaceae のトウナベナ 川続断 *Dipsacus asper* Wall.、及びナベナ 続断 *Dipsacus japonicus* Miq. の根である。『神農本草経』には「続断。金創癰傷折跌を治す。筋骨を続ぐ」とある。『訂補薬性提要』には「続断。苦平温。血脈を通ず。筋骨を続け、肝腎を補う」とある。

202　〔原文〕麝香辛暖、善通開竅、伐鬼安驚、解毒甚妙。

〔和訓〕麝香は辛暖、善く通じ竅を開き、鬼を伐ち驚を安んじ、毒を解すること甚だ妙なり。

〔注〕 麝香 (じゃこう) は、ジャコウジカ科 Musk のジャコウジカ 麝香鹿 *Moschus moschiferus* の牡の下腹部にある麝香腺の分泌物を乾燥した物である。『神農本草経』には「麝香。悪気を辟け、鬼精物、温瘧、蠱毒、癇痙を殺し、三蟲を去り、久しく服せば、邪を除き、夢寤魘寐せず」とある。『訂補薬性提要』には「麝香。辛温。経絡を通ず。諸竅を開く。驚癇、諸風、諸気、諸血、諸痛等の病を治す」とある。

203　〔原文〕乳香辛苦、療諸悪瘡、生肌止痛、心腹尤良。

〔和訓〕乳香は辛苦、諸悪瘡を療し、肌を生じ痛を止め、心腹には尤も良し。

〔注〕 乳香 (にゅうこう) は、カンラン科 Burseraceae の *Boswellia carterii* BIRDW.、その他同属植物の樹幹から滲出する膠状の樹脂である。『名医別録』には「乳香。微温。風水毒腫を療す。悪気を去る。風癮疹、痒毒を療す」とある。『訂補薬性提要』には「乳香。苦平温。血を活す。気を調う。肌を生ず。疼を止める。風を去る。筋を舒す」とある。

204　〔原文〕没薬温平、治瘡止痛、跌打損傷、破血通用。

〔和訓〕没薬は温平、瘡を治し痛を止む、跌打損傷、血を破り用い通ず。

【注】　没薬 (もつやく) は、カンラン科 Burseraceae の *Commiphora myrrha* ENGL.、*Balsamodendron herenbergianum* BERG. などの樹幹の傷口から流出して凝固した樹脂である。『訂補薬性提要』には「没薬。苦平。血気の瘀滞を散ず。腫を消す。疼を定む」とある。『本草備要』には「没薬。結気を散ず。滞血を通ず。腫を消す。痛を定む。肌を生ず。心胆虚、肝血不足を補う。金瘡、杖瘡、悪瘡、痔漏、翳暈目赤、産後の血氣痛を治す。胎を堕す」とある。

205　〔原文〕阿魏性温、除癥破結、卻鬼殺蟲、伝尸可滅。

〔和訓〕阿魏は性温、癥を除き結を破り、鬼を卻け蟲を殺し、伝尸を滅すべし。

【注】　阿魏 (あぎ) は、セリ科 Apiaceae のアギ *Ferula assa-foetida* の茎から採れる樹脂状の物質である。尸は、しかばね、死骸である。『新修本草』には「阿魏。味辛、平、無毒。諸の小蟲を殺すを主る。臭気を去る。症積を破る。悪気を下す。邪鬼蠱毒を除く」とある。『訂補薬性提要』には「阿魏。辛平。肉積を消す。蟲を殺す。心腹冷痛を治す」とある。

206　〔原文〕水銀性寒、治疥殺蟲、断絶胎孕、催生立通。

〔和訓〕水銀は性寒、疥を治し蟲を殺し、胎孕を断絶し、生を催し立に通ず。

【注】　水銀 (すいぎん) は、常温、常圧で凝固しない金属であり、mercury、hydrargyrum である。『神農本草経』には「水銀。疥、瘙、痂、瘍、白禿を治す。皮膚中の蟲蝨を殺し、胎を堕し、熱を除く。金銀銅錫の毒を殺す」とある。『訂補薬性提要』には「水銀。辛寒。毒あり。心を鎮む。風を除く。熱を解す。虫を殺す。金銀銅錫の毒を制す」とある。

207　〔原文〕霊砂性温、能通血脈、殺鬼辟邪、安魂定魄。

〔和訓〕霊砂は性温、能く血脈を通じ、鬼を殺し邪を辟け、魂を安んじ魄を定む。

【注】霊砂 (れいしゃ) は、銀朱、丹沙、朱砂、辰砂とも言い、硫化第二水銀 HgS である。『神農本草経』には「丹砂。身体五藏百病を治す。精神を養い。魂魄を安んず。気を益し目を明らかにす。精魅、邪悪の鬼を殺す」とある。『訂補薬性提要』には「丹砂。甘涼。心を鎮む。肝を清す。驚を定む。熱を瀉す。邪を避く」とある。

208 〔原文〕砒霜有毒、風痰可吐、截瘧除哮、能消沈痼。

〔和訓〕砒霜は毒有り、風痰は吐すべし、瘧を截し哮を除き、能く沈痼を消す。

【注】砒霜 (ひそう) は、砒石 (ひせき)、白砒と同じであり、酸化物類鉱物の砒華 Arsenolite (主成分は As_2O_3) である。『訂補薬性提要』には「砒石は、辛苦鹹。大熱。大毒。痰を劫す。虫を殺す。瘧を截す」とある。

209 〔原文〕雄黄甘辛、辟邪解毒、更治蛇虺、喉風瘜肉。

〔和訓〕雄黄は甘辛、邪を辟け毒を解す、更に蛇虺、喉風瘜肉を治す。

【注】雄黄 (ゆうおう) は、鶏冠石（二硫化砒素）Realgar、As4S4 である。蛇はへび、虺はまむしのこと。蛇虺でまむしの意味の場合もある。瘜肉は、ポリープや腫瘍の意味。『神農本草経』には「雄黄。寒熱鼠瘻、悪瘡疽痔、死肌を治す。精物、悪鬼、邪気、百蟲毒腫を殺す。五兵に勝る」とある。『訂補薬性提要』には「雄黄。辛温毒あり。毒を解す。虫を殺す。驚を利す。鬼を避く」とある。

210 〔原文〕珍珠気寒、鎮驚除癇、開聾磨翳、止渇墜痰。

〔和訓〕珍珠は気寒、驚を鎮め癇を除き、聾を開き翳を磨し、渇を止め痰を墜とす。

【注】珍珠 (ちんじゅ) は、真珠 (しんじゅ) と同じであり、貝の体内で生成される球状をした石状のものである。『本草備要』には「真珠。驚熱、痘疔を治す。死胎胞衣を下す」とある。『訂補薬性提要』には「真珠。甘鹹寒。熱を瀉す。驚を定む。心を鎮む。目翳を去る。疔腫を治す。結毒を除く」とある。

211 〔原文〕牛黄味苦、大治風痰、安魂定魄、驚癇霊丹。

〔和訓〕牛黄は味苦、大いに風痰を治し、魂を安んじ魄を定め、驚癇には霊

丹なり。

〔注〕牛黄（ごおう）は、牛の胆嚢結石である。『神農本草経』には「牛黄。驚癇寒熱、熱盛狂痙を治す。邪を除き、鬼を逐う」とある。『訂補薬性提要』には「牛黄。甘涼。心を清め、熱を解し、痰を利し、癇を治す」とある。

212　〔原文〕琥珀味甘、安魂定魄、破瘀消癥、利水通塞。

〔和訓〕琥珀は味甘、魂を安んじ魄を定め、瘀を破り癥を消し、水を利し塞を通ず。

〔注〕琥珀（こはく）は、古代の松の樹などの樹脂の化石である。『名医別録』には「琥珀。五臓を安んじ、魂魄を定め、精魅邪鬼を殺し、瘀血を消し、五淋を通ずるを主る」とある。『訂補薬性提要』には「琥珀。甘平。心を寧ず。小便を利す。瘀血を消す。驚を鎮む。目を明らかにす」とある。

213　〔原文〕血竭味鹹、跌撲傷損、悪毒瘡癰、破血有準。

〔和訓〕血竭は味鹹、跌撲傷損、悪毒瘡癰、血を破り準（のり）有り。

〔注〕血竭（けっけつ）は、ヤシ科 Palmae のキリンケツヤシ *Daemonorops draco* BL. の果実が分泌する紅色樹脂を塊状に固めたもの。『本草備要』には「血竭。内傷血聚、金瘡折跌、瘡口不合を治す。痛みを止め肌を生ず」とある。『訂補薬性提要』には「血竭。甘。鹹平。小毒あり。瘀を散ず。疼を除く。能く金瘡口を収む」とある。

214　〔原文〕硫黄性熱、掃除疥瘡、壮陽逐冷、寒邪敢当。

〔和訓〕硫黄性熱、疥瘡を掃除し、陽を壮にし冷を逐う、寒邪敢て当る。

〔注〕硫黄（いおう）は、黄色の鉱物 sulfur、sulphur である。『神農本草経』には「硫黄。婦人陰蝕、疽痔悪血を治す。筋を堅くす。頭禿、能く金銀銅鐵奇物に化す」とある。『訂補薬性提要』には「硫黄。酸温毒あり。精を煖め、陽を壮す。疝を治す。虫を殺す」とある。

215　〔原文〕竜脳味辛、目痛喉痺、狂躁妄語、真為良剤。

〔和訓〕竜脳は味辛、目痛喉痺、狂躁、妄語、真の良剤と為す。

【注】竜脳 (りゅうのう) は、フタバガキ科 Dipterocarpaceae の常緑高木、リュウノウジュ *Dryobalanops aromatica* の樹脂である。『訂補薬性提要』には「竜脳。辛温。諸竅を通ず。鬱火を散ず。風湿を消す。驚癇を治す」とある。『漢方診療医典』には「竜脳は消炎、鎮痛剤で心悸亢進に用いる」とある。

216 〔原文〕芦薈気寒、殺蟲消疳、癲癇驚搐、服之立安。
〔和訓〕蘆薈は気寒、蟲を殺し疳を消し、癲癇、驚搐、之を服すに 立(たちどころ) に安し。

【注】芦薈 (ろかい) は、ユリ科 Liliaceae の *Aloe ferox* MILL.、又は *A. africana* MILL.、*A. spicata* BAK. との雑種、その他同属植物の葉から得た液汁である。『本草備要』には「芦薈。功專ら熱を清す。蟲を殺す。肝を涼す。目を明らかにす。心を鎮め煩を除く」とある。『訂補薬性提要』には「芦薈。大苦。大寒。熱を清す。蟲を殺す。肝を涼す。心を鎮める」とある。

217 〔原文〕碙砂有毒、潰癰爛肉、除翳生肌、破癥消毒。
〔和訓〕碙砂は毒有り、癰を潰し肉を爛し、翳を除き肌を生ず、癥を破り毒を消す。

【注】碙砂 (ろしゃ) は、塩化アンモン石 sal-ammoniac の結晶である。『本草備要』には「碙砂。瀉、肉積を消す。鹹苦辛熱。毒有り。食を消し瘀を破る。噎膈癥瘕を治す。目翳努肉を去る。子宮を暖む。陽道を助く」とある。

218 〔原文〕硼砂味辛、療喉腫痛、膈上熱痰、噙化立中。
〔和訓〕硼砂は味辛、喉腫痛、膈上の熱痰を療し、噙(ふく)み化すれば 立(たちどころ) に中る。

【注】硼砂 (ほうしゃ) は、蓬砂の煉製品 Borax（四ホウ酸ナトリウム）である。噙は、口や目の中をふくむ意味。『本草備要』には「硼砂。潤、津を生じ、痰熱を去る。甘微鹹涼。色白質軽。故に上焦胸膈の痰熱を除き、津を生じ嗽を止め。喉痺、口歯諸病を治す。能く五金を柔らかくし垢膩を去り、故に噎膈積塊、結核努肉、目翳骨哽を治す」とある。

219　〔原文〕朱砂味甘、鎮心養神、駆邪殺鬼、定魄安魂。

〔和訓〕朱砂は味甘、心を鎮め神を養い、邪を駆い鬼を殺し、魄を定め魂を安んず。

【注】朱砂 (しゅしゃ) は、硃砂、丹砂、辰砂と同じであり、水銀鉱物の天然辰砂鉱石 Cinnabar (主成分は硫化水銀 HgS) である。『本草備要』には「丹砂。重、心を鎮め、驚を定め、熱を瀉す。体は陽、性は陰。味甘にして涼、色赤は火に属す。心経の邪熱を瀉す。心を鎮め肝を清し、目を明らかにし汗を発す。驚を定め風を祛り、邪を辟け、毒を解す。渇を止め胎を安んず」とある。

220　〔原文〕竹筎止嘔、能除寒熱、胃熱咳嗽、不寐安歇。

〔和訓〕竹筎は嘔を止め、能く寒熱、胃熱、咳嗽、不寐を除き安んじ歇む。

【注】竹筎 (ちくじょ) は、イネ科 Gramineae のハチク *Phyllostachys nigra* MUNRO var. henomnis STAPF、その他同属植物の竹竿の上皮を薄く剥ぎ去り、皮下の帯緑白色部を薄く削ったものである。歇は、休む、ねること。『名医別録』には「其の皮筎、微寒、嘔、温気、寒熱、吐血、崩中を治す。筋を溢す」とある。『訂補薬性提要』には「竹筎。甘微寒。胃を開く。肺を清す。心煩、嘔噦吐、衄血等を治す」とある。

221　〔原文〕竹葉味甘、退熱安眠、化痰定喘、止渇消煩。

〔和訓〕竹葉は味甘、熱を退け眠を安んじ、痰を化し喘を定め、渇を止め煩を消す。

【注】竹葉 (ちくよう) は、イネ科 Poaceae の苦竹 *Pleioblastus amarus* (Keng) Keng fil. の葉である。『神農本草経』には「竹葉。味は苦、平。欬逆上気、溢筋悪瘍を治す。小蟲を殺す。根は湯を作る。気を益し、渇を止め、虚を補い、気を下す」とある。『訂補薬性提要』には「竹葉。辛淡。甘寒。上焦の煩熱を除く。痰を消す。渇を止む」とある。

222　〔原文〕竹瀝味甘、除虚痰火、汗熱煩渇、効如開鎖。

〔和訓〕竹瀝は味甘、虚痰火、汗熱、煩渇を除く、効は鎖を開くが如し。

【注】竹瀝 (ちくれき) は、イネ科 Gramineae のハチク *Phyllostachys nigra*

MUNRO var. *henonis* STAPF などの竹竿を加熱して流れ出た液汁である。『名医別録』には「竹瀝。大寒。暴中風、風痺、胸中大熱を療す。煩悶を止む」とある。『訂補薬性提要』には「竹瀝。甘大寒。風を去る。火を降す。痰を豁す。燥を潤す。胸中の煩熱を治す」とある。

223 〔原文〕燈草味甘、通利小水、隆閉成淋、湿腫為最。

〔和訓〕燈草は味甘、小水を通利し、隆閉は淋と成し、湿腫には最為り。

〔注〕 燈草は、燈心草 (とうしんそう) と同じであり、イグサ科 Juncaceae のイ (イグサ) *Juncus decipiens* Nakai、又は同属近縁植物の葉及び花茎の髄を乾燥したもの。『訂補薬性提要』には「燈心草。甘淡寒。水を利す。熱を清す。気を通ず。血を止める」とある。

224 〔原文〕艾葉温平、驅邪逐鬼、漏血安胎、心疼即愈。

〔和訓〕艾葉は温平、邪を驅い、鬼、漏血を逐い、胎を安んじ、心疼には即に愈ゆ。

〔注〕 艾葉 (がいよう) は、キク科 Compositae の、ヨモギ *Artemisia princeps* Pamp.、ヤマヨモギ *Artemisia montana* Pampanini の葉及び全草である。『名医別録』には「艾葉。下痢、吐血、下部䘌瘡、婦人漏血を止め、陰気を利し、肌肉を生じ、風寒を避け、人をして子有らしむ」とある。『訂補薬性提要』には「艾葉。苦辛温。気血を理す。寒湿を逐う。子宮を暖む」とある。

225 〔原文〕川椒辛熱、祛邪逐冷、明目殺蟲、温而不猛。

〔和訓〕川椒は辛熱、邪を祛り、冷を逐い、目を明らかにし、蟲を殺し、温にして猛ならず。

〔注〕 川椒 (せんしょう) は、蜀椒 (しょくしょう)、山椒と同じであり、ミカン科 Rutaceae のサンショウ 山椒 *Zanthoxylum piperitum* DC. の果皮である。『神農本草経』には「蜀椒。邪気欬逆を治す。中を温め、骨節皮膚死肌、寒湿痺痛を逐い、気を下す」とある。『訂補薬性提要』には「蜀椒。辛熱。中を温め、気を下す。痰を除く。胃を暖む。魚毒を解す」とある。大建中湯などに配合される。

226　〔原文〕胡椒味辛、心腹冷痛、下気温中、跌撲堪用。

〔和訓〕胡椒は、味辛、心腹冷痛、気を下し中を温む、跌撲に用うこと堪えたり。

【注】胡椒 (こしょう) は、コショウ科 Piperaceae の胡椒 *Piper nigrum* の果実である。跌は、つまづくこと。堪は、たえること。『本草備要』には「胡椒。胃を暖む。膈を快す。気を下す。痰を消す。寒痰、食積、腸滑冷痢、陰毒腹痛、胃寒吐水、牙歯浮きて熱痛を作すを治す」とある。『訂補薬性提要』には「胡椒。辛温。中を温む。気を下す。痰を除く。胃を暖む。魚毒を解す」とある。

227　〔原文〕白蜜甘平、入薬煉熟、益気補中、潤燥解毒。

〔和訓〕白蜜は甘平、煉熟の薬に入り、気を益し中を補う、燥を潤し毒を解す。

【注】白蜜 (はくみつ) は、蜂蜜 (ほうみつ)、石蜜 (せきみつ) と同じであり、ハチミツ Honey のことである。ミツバチ科 Apidae のトウヨウミツバチ *Apis cerana* の巣から採取した蜜のことである。『神農本草経』には「蜂蜜。心腹邪気、諸驚癇痙を治す。五臓、諸不足を安んじ、気を益し、中を補い、痛みを止めて毒を解す。衆病を除き、百薬を和す」とある。『訂補薬性提要』には「蜂蜜。甘平。脾を養う。煩を除く。急を緩む。毒を解す。百薬を和す。蜜蝋、甘微温。下利、膿血、及び尿床を治す」とある。

228　〔原文〕葱白辛温、発表出汗、傷寒頭疼、腫痛皆散。

〔和訓〕葱白は辛温、表を発し汗を出し、傷寒の頭疼、腫痛を皆散ず。

【注】葱白 (そうはく) は、ネギ科 Alliaceae のネギ 葱 *Allium fistulosum* L. である。『神農本草経』には「葱実。味は辛、温。平沢に生ず。目を明らかにし、中の不足を補い、その茎中は浴湯を作り、傷寒寒熱、汗を出だし、中風、面目腫を治す」とある。『訂補薬性提要』には「葱。辛甘温。上下の陽気を通ず。血を活かす。毒を解す。小便を利す。奔豚疝気を治す」とある。

229　〔原文〕韮味辛温、祛除胃熱、汁清血瘀、子医夢泄。

〔和訓〕韮は味辛温、胃熱を除き祛り、汁は血瘀を清し、子は夢泄を医す。

【注】韭 (きゅう) は、韮と同じで、ヒガンバナ科 Amaryllidaceae のニラ *Allium tuberosum* である。『名医別録』には「韭。五臓を安んじ、胃中熱の除き、病患を利し、久しく食すべし。子、夢泄精、溺白を主る。根は、養発を主る」とある。『訂補薬性提要』には「韭。辛微酸温。陽気を補う。瘀血を散ず。停痰を逐う。毒を解す」とある。

230 〔原文〕大蒜辛温、化肉消穀、解毒散癰、多用傷目。

〔和訓〕大蒜は辛温、肉を化し穀を消し、毒を解し癰を散じ、多く用いれば目を傷る。

【注】大蒜 (だいさん) は、ヒガンバナ科 Amaryllidaceae のニンニク *Allium sativum* である。『名医別録』には「大蒜。癰腫を散じ、䘌瘡を主る。風邪を除く。毒気を殺す。獨子の者、また佳し。五臓に帰し、久しく服すれば人を傷る。目明を損ず」とある。『訂補薬性提要』には「大蒜。辛熱。毒有り。胃を開く。食を消す。寒を除く。邪避け、二便を利す。癰腫を消す」とある。

231 〔原文〕食塩味鹹、能吐中痰、心腹卒痛、過多損顔。

〔和訓〕食塩は味鹹、能く中痰を吐し、心腹卒痛、過多は顔を損ず。

【注】食塩 (しょくえん) は、通常の塩、塩化ナトリウムである。『訂補薬性提要』には「食塩。鹹甘辛寒。熱を瀉す。燥を潤す。二便を利す。吐を引く」とある。

232 〔原文〕茶茗味苦、熱渇能濟、上清頭目、下消食気。

〔和訓〕茶茗は味苦、熱渇は能く濟い、上は頭目を清し、下は食気を消す。

【注】茶茗 (ちゃめい) は、茶の芽のこと。茶は、ツバキ科 Theaceae のチャ *Camellia sinensis* の葉である。『本草備要』には「茶。熱を瀉し、神を清し、食を消す。苦甘微寒。気を下し食を消す、痰熱を去り、煩渇を除き、頭目を清す。昏睡を醒し、酒食、油膩、燒炙の毒を解す。大小便を利す。多飲は脂を消し胃を寒し。酒の後に茶を飲み、引きて膀胱腎経に入り、痰疝水腫を患う、空心また之を忌む。陳く、細い者は良い、粗い者は人を損ず」とある。

233 〔原文〕酒通血脈、消愁遣興、少飲壮神、過則損命。

〔和訓〕酒は血脈を通じ、愁を消し遣興、少飲は神を壮にし、過は則ち命を損ず。

〔注〕酒 (さけ) は、エタノールを含む飲料のこと。『訂補薬性提要』には「酒。辛苦。大熱。毒有り。血を和す。気を行す。神を壮す。寒を禦ぐ。薬勢を行す」とある。酒は、栝樓薤白白酒湯などに配合されることがある。

234　〔原文〕醋消腫毒、積癥可去、産後金瘡、血暈皆治。

〔和訓〕醋は腫毒を消し、積癥は去るべし。産後、金瘡、血暈は皆治す。

〔注〕醋 (す) (さく、酢) は、酢酸を 3-5% 程度含む調味料である。『訂補薬性提要』には「醋。酸温。瘀を散ず。毒を解す。気を下す。血を斂す。癰腫を消す」とある。醋は、栝樓薤白白酒湯などに配合されることがある。

235　〔原文〕淡豆豉寒、能除懊憹、傷寒頭疼、兼理瘴気。

〔和訓〕淡豆豉は寒、能く懊憹、傷寒頭疼を除き、兼ねて瘴気を理む。

〔注〕淡豆豉 (たんとうし) は、豆豉、香豉などとも言い、マメ科 Leguminosae のダイズ *Glycine max* MERR. の成熟種子を蒸して発酵加工したものである。『本草備要』には「豆豉。汗を発す。肌を解す。中を調う。気を下す。傷寒、頭痛、煩燥、満悶、懊悩不眠、発斑、嘔逆を治す」とある。『訂補薬性提要』には「豆豉。苦寒。汗を発す。中を調す。煩を除く」とある。梔子豉湯などに配合される。

236　〔原文〕紫河車甘、療諸虚損、労瘵骨蒸、培植根本。

〔和訓〕紫河車は、甘、諸虚損、労瘵、骨蒸を療し、根本を培植す。

〔注〕紫河車 (しかしゃ) は、人の胎盤である。『本草備要』には「紫河車。大いに気血を補う。甘鹹性温。本と人の血気生ずる所、故に能く大いに気血を補う。一切の虚労損極を治す。恍惚して志を失い癲癇す。即ち胞衣、一名混沌皮なり。初胎及び無病の婦人の者を以て良し。胎毒有る者は人を害す。長流水に洗い極て淨め、酒に蒸し焙り乾し研り末す。或は煮て爛にし搗き砕き薬に入れ、亦た調和して煮食すべし」とある。

237 〔原文〕天霊蓋鹹、傳尸労瘵、温瘧血崩、投之立瘥。

〔和訓〕天霊蓋は鹹、傳尸、労瘵、温瘧、血崩、之を投ずるに 立^{たちどころ} に瘥^いゆ。

【注】天霊蓋（てんれいがい）は、人の頭蓋骨である。『訂補薬性提要』には「天霊蓋。鹹平。肺痿、骨蒸、疳瘡を治す」とある。

238 〔原文〕人乳味甘、補陰益陽、悦顔明目、羸痩仙方。

〔和訓〕人乳は味甘、陰を補い陽を益す、顔を悦し目を明らかにし、羸痩の仙方なり。

【注】人乳（じんにゅう）と乳汁（にゅうじゅう）は同じであり、婦人の乳汁である。『名医別録』には「乳汁。五臓を補を主る。人をして肥白、悦澤せしむ」とある。『訂補薬性提要』には「乳汁。甘鹹平。五臓を潤す。血液を補う。消渇、噎膈を治す」とある。

239 〔原文〕童便気涼、撲損瘀血、虚労骨蒸、熱嗽尤捷。

〔和訓〕童便は気涼、撲損、瘀血、虚労、骨蒸、熱嗽は尤も捷し。

【注】童便（どうべん）は、小児の尿である。『名医別録』には「人溺（尿）は、寒熱、頭痛、温気を治す。童の男は、尤も良し」とある。『訂補薬性提要』には「童便。鹹寒。能く肺火を引く。下へ行く。陰を滋す。痰を清す。吐衄血を治す」とある。

240 〔原文〕生姜性温、通暢神明、痰嗽嘔吐、開胃極霊。

〔和訓〕生姜は性温、神明を通暢し、痰嗽嘔吐、胃を開くこと極めて霊あり。

【注】生姜（しょうきょう）は、ショウガ科 Zingiberaceae のショウガ *Zingiber officinale* Roscoe の生の根茎である。日本では、生の生姜（ひねしょうが）、乾生姜（生の生姜を乾燥したもの）、乾姜（蒸して乾燥した生姜）として使い分けている。『名医別録』には「生姜。傷寒、頭痛、鼻塞、咳逆上気を主る。嘔吐を止む」とある。『訂補薬性提要』には「生姜。辛温。表を発す。寒を散ず。痰を豁く。嘔を止む」とある。

薬性歌 参考文献

（1）龔延賢著『万病回春』台湾、大中国図書出版社、中華民国 79 年

（2）汪昂著『本草備要註釈』台湾、華聯出版社、中華民国 62 年

（3）唐慎微著『政和経史證類備用本草』台湾、南天書局、中華民国 65 年

（4）李時珍著、白井光太郎監修校注『国訳本草綱目』春陽堂、1979 年

（5）李時珍著『本草綱目』中国、人民衛生出版社、1982 年

（6）浅田宗伯著『古方薬議・続録』春陽堂、1982 年

（7）中山医学院編『漢薬の臨床応用』医歯薬出版、1992 年

（8）神戸中医学研究会編著『中医臨床のための中薬学』医歯薬出版、1992 年

（9）創医会学術部編『漢方用語大辞典』燎原、1991 年

（10）江蘇新医学院編『中薬大辞典』上海科学技術出版社 小学館、1985 年

（11）小曽戸洋、真柳誠編『和刻漢籍医書集成』エンタープライズ、1992 年

（12）鄭洪新主編『張元素医学全書』中国中医薬出版社、2006 年

（13）呉謙編『医宗金鑑』人民衛生出版社、1988 年

（14）森由雄編著『神農本草経解説』源草社、2011 年

（15）森由雄編著『名医別録解説』源草社、2018 年

（16）森由雄編著『本草備要解説』源草社、2021 年

（17）朱丹渓著『朱丹渓心法』台湾、五洲出版社、中華民国 73 年

（18）松田邦夫著『万病回春解説』創元社、1989 年

（19）吉富兵衛訓註『和訓 万病回春』緑書房、19886 年

II　薬性賦解説

第一章　寒性薬　目次

29. **滑石**は、六腑の濇結を利す。

30. **天門冬**は、嗽を止め、血涸を補い、心肝を潤す。

31. **麦門冬**は、心を清し、煩渇を解し、肺熱を除く。

32. 又聞くことには、虚煩を治し、噦嘔を除くには、須べからく**竹筎**を用いる。

33. 祕結を通じ、瘀血を導くには、必ず**大黄**に資る。

34. 宣しく**黄連**は冷熱の痢を治し、又た腸胃を厚くし瀉を止める。

35. **淫羊藿**は風寒の痺を療し且つ陰虚を補い陽を助ける。

36. **茅根**は吐血や衂血を止める。

37. **石葦**は淋と小腸を通ず。

38. **熟地黄**は血を補い且つ虚損を療する。

39. **生地黄**は宜しく血更に眼瘡を医す。

40. **赤芍薬**は血を破り腹痛を療し、煩熱もまた解す。

41. **白芍薬**は虚を補い、新血を生じ、熱を退けるのに尤も良い。

42. 若は乃ち腫満を消し水を逐うのは**牽牛**なり。

43. **貫仲**において熱毒を除き蟲を殺す。

44. **金鈴子**は疝気を治し精血を補う。

45. **萱草根**は、五淋を治し乳腫を消す。

46. **側柏葉**は血山、崩漏の疾を治す。

47. **香附子**は気血を理め婦人の用なり。

48. **地膚子**は膀胱を利し、皮膚の風を洗うべし。

49、**山豆根**は熱毒を解す、能く咽喉の痛みを止む。

50. **白蘚皮**は風を去り筋弱を治し、足頑痺を療す。

51. **旋覆花**は目を明らかにし頭風を治し、痰嗽壅を消す。

52. また 況 **荊芥穂**は頭目便血を清し、風を疏し瘡を散じるの用あり。

53. **瓜蔞根**は、黄疸、毒癰、消渇を療し、痰の憂を解する。

54. **地楡**は崩漏を療し血を止め痢を止む。

55. **昆布**は疝気を破り、瘻を散じ瘤を散ず。

56. 傷寒を療し、虚煩を解するは、**淡竹葉**の功は倍なり。

57. 結気を除き、瘀血を破り、**牡丹皮**の用は同じなり。

58. **知母**は嗽を止め、骨蒸を退く。

59. **牡蛎**は精を濇し、虚汗を收む。

60. **貝母**は、痰を清し咳嗽を止め心肝を利す。

61. **桔梗**は、肺を開き胸膈を利し咽喉を治す。

62. 若し夫れ**黄芩**は、諸熱を治し兼ねて五淋を主る。

63. **槐花**は腸風を治し、亦た痔痢を医す。

64. **常山**は痰結を理し温瘧を治す。

65. **葶藶**は肺喘を瀉し水気を通ず。

66. 此は六十六種の薬性の寒の者なり。

第二章　熱性薬　目次

67. 薬は温熱有り、又た、詳しく 審(つまびらか) にすべし。

68. 中を温めんと欲するは**蓽撥**を以てす。

69. 発散に用いるには、**生姜**を以てす。

70. **五味子**は嗽痰を止め、且つ腎水を滋す。

71. **膃肭臍**は癆瘵を療し更に元陽を壮す。

72. 原(もと)夫れ、**川芎**は風湿を怯り、血を補い頭を清す。

73. **続断**は、崩漏を治し、筋を益し脚を強くす。

74. **麻黄**は表汗し、以て咳逆を療す。

75. **韭子**は、陽を壮にして白濁を医す。

76. **川烏**は積を破り、痰を消し風痺を治す功有り。

77. **天雄**は、寒を散じ、湿を去り精陽を助ける薬となす。

78. 観るに夫れ**川椒**は下に達するなり。

79. **乾姜**は中を暖む。

80. **胡蘆巴**は、虚冷の疝気を治す。

81. **生巻柏**は、癥瘕を破り血を通ず。

82. **白朮**は、痰壅を消し、胃を温め、兼ねて吐瀉を止む。

83. **菖蒲**は、心気を開き、冷を散じ、更に耳聾を治す。

84. **丁香**は脾胃を快くして吐逆を止める。

85. **良姜**は心気痛を止め之を攻め衝く。
86. **肉蓯蓉**は精を填め腎を益す。
87. **石硫黄**は、胃を暖め蟲を駆する。
88. **胡椒**は、痰を去り冷を除くを主る。
89. **秦椒**は、痛を攻め風を去るを主る。
90. **呉茱萸**は、心腹の冷気を療す。
91. **靈砂**は心臓の怔忡を定む。
92. 蓋し夫れ腎冷を散じ、脾胃を助くるは、須らく**畢澄茄**によろし。
93. 心痛を療し、積聚を破るは**蓬莪朮**を用う。
94. **縮砂**は、吐瀉を止め胎を安んじ、酒食を化すの剤なり。
95. **附子**は虚寒反胃を療し、元陽を壮にするの方なり。
96. **白豆蔲**は、冷瀉を治す。
97. 癰を療し痛を止むは、**乳香**なり。
98. **紅豆蔲**は吐酸を止む。
99. 血を消し蟲を殺すは**乾漆**なり。
100. 豈に**鹿茸**は精血を生じ、腰脊崩漏の均しく補うを知る。
101. **虎骨**は壮筋骨、寒湿毒風之並怯。
102. **檀香**は霍乱を定め、心気の痛みを愈す。
103. **鹿角**は精髓を秘し、腰脊の痛み除く。
104. 腫を消し血を益すは**米醋**なり。
105. 気を下し寒を散ずるは**紫蘇**となす。
106. **扁豆**は脾を助く。
107. 則ち**酒**は、薬を行し結を破るの用有り。
108. **麝香**は竅を開く。
109. 則ち**葱**は中を通じ、汗を発するの需と為す。
110. 嘗て観たことには、**五霊脂**は崩漏を治し血気の刺痛を理む。
111. **麒麟竭**は、血出づるを止め、金瘡の傷折を療する。
112. **麋茸**は、陽を壮し以て腎を助ける。
113. **当帰**は虚を補い血を養う。
114. **烏賊骨**は、帯下を止め、且つ崩漏目翳を除く。
115. **鹿角膠**は血崩を住む、能く虚羸労絶を補う。

116. **白花蛇**は癩瘓を治し風癢の癬疹を療す。

117. **烏梢蛇**は、不仁を療し、瘡瘍の風熱を去る。

118. **烏薬**は、冷気を治するの理有り。

119. **禹餘糧**は乃ち崩漏の因を療する。

120. **巴豆**は痰水を利し、能く寒積を破る。

121. **独活**は諸風を療す、新久を論ぜず。

122. **山茱萸**は、頭暈、遺精を治す薬なり。

123. **白石英**は咳嗽、吐膿の人を医す。

124. **厚朴**は、胃を温め嘔脹を去り、痰を消す亦験あり。

125. **肉桂**は、血を行し心痛を療し、汗を止むこと神の如し。

126. 是れ則ち**鯽魚**は、胃を温むの功有り。

127. **代赭**は乃ち肝を鎮める剤なり。

128. **沈香**は、気を下し腎を補う、霍乱の心痛を定む。

129. **橘皮**は胃を開き痰を去り、壅滞の逆気を導く。

130. 此の六十六種の薬性は熱なり。

第三章　温性薬　目次

131. 温薬は総て括り、医家は素に諳ず。

132. **木香**は気滞を理む。<ruby>理<rt>おさ</rt></ruby>

133. **半夏**は痰湿を主る。

134. **蒼朮**は目盲を治し、脾を燥し湿を去るに宜しく用う。

135. **蘿蔔**は膨脹を去り、気を下す麵を治すに尤も堪しい。

136. 況や夫れ**鍾乳粉**は肺気を補い、兼ねて肺虚を療す。

137. **青塩**は腹痛を治し、且つ腎水を滋す。

138. **山薬**は腰の湿を能く医す。

139. **阿膠**は、痢、嗽、皆止む。

140. **赤石脂**は精濁なるを治し、泄を止め、兼めて崩中を補う。

141. **陽起石**は子宮を暖め以て陽を壮す、更に陰痿を療す。

142. 誠に以て**紫苑**は嗽を治す。

143. **防風**は風を袪る。

144. **蒼耳子**は脳を透し涕を止む。

145. **威霊仙**は風を宣し気を通ず。

146. **細辛**は頭風を去り、嗽を止め歯痛を療す。

147. **艾葉**は崩漏を治し、胎を安んじ紅い痢を医す。

148. **羌活**は目を明らかにし風を駆し、湿毒腫痛を除く。

149. **白芷**は崩を止め腫を治し、痔漏瘡癰を療す。

150. 若くは乃ち**紅藍花**は経を通じ、産後悪血の余を治す。

151. **劉寄奴**は血を散じ、湯火金瘡の苦を療す。

152. 風湿の痛を減ずるは則ち**茵芋葉**なり。

153. 折傷の症を療するは**骨砕補**を責る

154. **藿香葉**は悪気を闢き霍乱を定む。

155. **草果仁**は脾胃を温め嘔吐を止む。

156. **巴戟天**は陰疝白濁を治し、腎を補うこと尤も滋なり。

157. **元胡索**は気痛血凝を理め、経を調うに助け有り。

158. 嘗て聞く、**款冬花**は肺を潤し、痰嗽を去り以て喘を定む。

159. **肉荳蔲**は中を温め、霍乱を止めて脾を助く。

160. **撫芎**は経絡の痛を走る。

161. **何首烏**は瘡疥の資を志す。

162. **姜黄**は能く気を下し、悪血の積を破る。

163. **防已**は宜しく腫を消し、風湿の施を去る。

164. **蒿本**は風を除き、婦人陰痛の用を主る。

165. **仙茅**は腎を益し、元気虚弱の衰を扶く。

166. 乃ち日く**破故紙**は腎を温め、精髄と労傷を補う。

167. 宣しく**木瓜**は肝に入り、脚気並びに水腫を療す。

168. **杏仁**は肺燥を潤し嗽を止むるの剤なり。

169. **茴香**は疝気を治す。腎疼の用とす。

170. **訶子**は精を生じ渇を止む。兼ねて滑泄の痾を療す。

171. **秦芁**は風を攻め水を逐う、又た肢節の痛を除く。

172. **檳榔**は痰を豁し水を逐い、白蟲を刺し殺す。

173. **杜仲**は腎を益し精を添し、腰膝の重を去る。

174. 当に知るべし。**紫石英**は驚悸崩中の疾を療す。

175. **橘核仁**は腰痛、疝気の真を治す。

176. **金桜子**は遺精を濇す。

177. **紫蘇子**は気涎を下す。

178. **淡豆豉**は傷寒の表を発す。

179. **大小薊**は諸血の鮮を除く。

180. **益智**は神を安んじ、小便の頻数を治す。

181. **麻仁**は肺を潤し、六腑の燥堅を利す。

182. 抑又た聞くには、虚弱を補い、瘡膿を排するは、**黄耆**の若くを莫る。

183. 腰脚を強め、筋骨を壮にするは、**狗脊**の如は無し。

184. **菟絲子**は腎を補い以て目を明らかにす。

185. **馬藺花**は疝を治し益有り。

186. 此の五十四種の薬性は温なり。

第四章　平性薬　目次

187. 詳しく薬性を論ずるに、平和、惟在り。

188. **礞砂**を以て積を去る。

189. **竜歯**を用いて以て魂を安んず。

190. **青皮**は膈を快し膨脹を除く、且つ脾胃を利す。

191. **芡実**は精を益し白濁を治す、兼て真元を補う。

192. 原夫れ**木賊草**は目翳を去り、崩漏もまた医す。

193. **花蕊石**は金瘡を治す、血行れば則ち卻く。

194. **決明**は肝気を和し、眼を治す剤なり。

195. **天麻**は頭眩を主る。風を怯る薬なり。

196. **甘草**は諸薬を和し百毒を解し、蓋し以て気は平なり。

197. **石斛**は胃気を平にし腎虚を補い、更に脚弱を医す。

198. 観よ、**商陸**は腫を治する。

199.　**覆盆**は精を益す。

200.　**琥珀**は神を安んじて血を散ず。

201.　**朱砂**は心を鎮める霊有り。

202.　**牛膝**は足を強め精を補う、兼ねて腰痛を療す。

203.　**竜骨**は汗を止め泄を住む、更に血崩を治す。

204.　**甘松**は風気を理めて痛を止む。

205.　**蒺藜**は風瘡を療し目を明らかにす。

206.　**人参**は肺を潤し心を寧す、脾を開き胃を助く。

207.　**蒲黄**は崩を止め衄を治す、瘀を消し経を調す。

208.　豈、脾を醒まし、驚風を去り痰を吐くの憂は**南星**を以てあらざるや。

209.　**三稜**は積を破り、血塊、気滞の症を除く。

210.　**没食**は泄瀉を主りて神効あり。

211.　**皂角**は風痰を治し、響き応える。

212.　**桑螵蛸**は遺精の泄を療す。

213.　**鴨頭血**は、水腫の盛なるを医す。

214.　**蛤蚧**は、瘀による嗽を治す。

215.　**牛蒡子**は風壅の痰を疏す。

216.　**全蝎**は風癱を主る。

217.　**酸棗仁**は怔忡の病を去る。

218.　嘗て聞く、**桑寄生**は血を益し胎を安んず、且つ腰痛を止む。

219.　**大腹子**は膨を去り気を下し、亦た胃をして和せしむ。

220.　**小草**と**遠志**は伴に寧心の妙有り。

221.　**木通**と**猪苓**は、利水の多くの尤となす。

222.　**蓮肉**は心を清め脾を醒ます用有り。

223.　**没薬**は乃ち瘡を治し血を散ずるの科なり。

224.　**郁李仁**は腸を潤し血を宣し、浮腫の疾を去なり。

225.　**茯神**は心を寧んじ智を益し、驚悸の痾を除く。

226.　**白茯苓**は、虚労を補い、多くは心脾の眚有るに在る。

227.　**赤茯苓**は結血を破り、独り水道を利す以て毒無し。

228.　因て知る、**麦芽**は脾を助け食を化するの功有り。

229.　**小麦**は汗を止め養心の力有り。

第一章　寒性薬

1　〔原文〕諸薬賦性、此類最寒。

〔和訓〕諸の薬の賦の性は、此の類は最も寒なり。

〔注〕賦は、詩歌のこと。性は、性質。最はかなめ、要点。

〔訳〕この寒性薬の性質の要点は冷やすことである。

2　〔原文〕犀角解乎心熱。

〔和訓〕犀角は心熱を解す。

〔注〕乎は対象や目的を示す助字。犀角（さいかく）は、サイ科 Rhinocerotidae のインドサイ *Rhinoceros unicornis*、ジャワサイ *Rhinoceros sondaicus* の角。『本草備要』には「犀角。心胃の大熱を瀉す。苦酸鹹寒。心を涼し肝を瀉し、胃中大熱を清す。風を祛り痰を利し、邪を辟け毒を解す。傷寒時疫、発黄発斑、吐血下血、蓄血、発狂、痘瘡黒陥を治す」とある。犀角は、犀角地黄湯などに配合される。犀角は発熱に効果がある。犀角は、通常入手不可能であるので水牛角で代用する。

〔訳〕犀角は心の熱を治療することができる。

3　〔原文〕羚羊清乎肺肝。

〔和訓〕羚羊は肺肝を清す。

〔注〕羚羊角（れいようかく）は、ウシ科 Bovidae のサイガカモシカ *Saiga tatarica* L. の角。『本草備要』には「羚羊角は、心肝の火を瀉す。苦鹹微寒。羊は火に属し、羚羊は木に属す。足の厥陰に入り、手の太陰少陰経に入る。目は肝の竅と為す。此れ能く肝を清す。故に目を明らかにす。障を去る。肝は風を主り、其の合は筋に在り、此れ能く風を祛り筋を舒ぶ。故に驚癇搐搦、骨痛筋攣を治す。肝は魂を藏す。心は神明を主る。此れ能く心肝邪熱を瀉す。故に狂越僻謬、夢魘驚駭を治す。肝は血を主る。此れ能く血を散ず。故に瘀滞悪血、血痢腫毒を治す。相火は肝胆に寄り、志在って怒と為す。此れ能く

気を下し火を降す、故に傷寒伏熱、煩満気逆、食噎通ぜざるを治す。羚の性は霊にして精、角に在り、故に又た邪を辟けて諸毒を解す」とある。羚羊角は、筋肉や痙攣性疾患などの神経疾患に使用することがある。

〔訳〕羚羊角は、肺と肝の熱を冷ます。

4 〔原文〕沢瀉利水通淋而補陰不足。

〔和訓〕沢瀉は、水を利し淋を通じ陰の不足を補う。

〔注〕淋は、したたり落ちるさま。沢瀉（たくしゃ）は、オモダカ科 Arismataceae のサジオモダカ Alisma plantago-aquatica subsp.orientale の根茎。『本草備要』には「沢瀉。通、湿熱を利し、腎火を瀉す。甘淡微鹹。膀胱に入り。小便を利し、腎経の火邪を瀉す。功は専ら湿を利し水を行す。消渇、嘔吐、瀉痢、淋瀝、尿血泄精、痰飲陰汗、腫脹水痞、疝痛脚気、湿熱の病を治す。湿熱既に除かれれば、則ち清気上行す。又た能く五臓を養い、気力を益し、陰気を起し、虚損を補い頭旋を止め、耳を聰くし、目を明らかにする功有り。多く服すれば目を昏ます」とある。沢瀉は、利尿作用があり五苓散や八味地黄丸に配合される。

〔訳〕沢瀉は、利水の作用があり、尿がぽたぽたとしたたり落ちるのをよく通じさせ、陰の不足を補う。

5 〔原文〕海藻散癭破気而治疝何難。

〔和訓〕海藻は、癭を散じ気を破り、何の難き疝を治す。

〔注〕癭は頚部の甲状腺の腫瘍を指す。疝は、腹や腰の痛む病気。何難は、どのようにも難しいこと。海藻（かいそう）は、ホンダワラ科 Sargassaceae の海藻で、ホンダワラと同属の褐藻の、羊栖菜 Sargassum fusiforme （Harv.） Setch.、及び海蒿子 Sargassum pallidum （Turn.） C. Ag. の全草である。『本草備要』には「海藻は熱を瀉し、堅痰を軟くす。癭核を消す。酸は下を潤し堅を軟くす。寒は水を行し以て熱を泄す。故に癭瘤、桔核、陰㿗の堅聚、痰飲、脚気、湿熱の水腫を消す」とある。海藻は、硬いものを軟らかくする効能があり牡蛎沢瀉散に配合される。

〔訳〕海藻は、甲状腺腫瘍や気の病気、難治性の腹痛を治療できる。

6 〔原文〕聞之菊花能明目清頭風。

〔和訓〕之を聞くに菊花は能く目を明らかにし頭風を清す。

〔注〕頭風は、頭痛のこと。菊花 (きくか) は、キク科 Compositae のキク *Chrysanthemum morifolium* Ramat. の頭花を乾したものである。『本草備要』には「菊花は、風温を去る。肺腎を補う。目を明らかにす。味は甘苦を兼ね、性稟は平和なり。備て四気を受く。飽くまで霜露を経す。金、水の精を得ること、居多し。能く金、水二臓を益し、以て火を製して、木を平にす。木平なれば則ち風息む、火降れば則ち熱除かる。故に能く目血を養い、翳膜を去る。頭目眩暈を治す。湿痺游風を散ず」とある。菊花は、よく眼疾患に用いて杞菊地黄丸などに配合される。

〔訳〕菊花は、眼疾患や頭痛の治療に用いられる。

7 〔原文〕射干療咽閉而消癰毒。

〔和訓〕射干は咽が閉 (ふさ) がるのを療し癰毒を消す。

〔注〕射干 (やかん) は、アヤメ科 Iridaceae のヒオウギ *Belamcanda chinensis* (L.) DC. の根茎。『本草備要』には「射干。火を瀉し、結を散ず。苦寒。毒有り。能く実火を瀉す。火降れば則ち血散じ腫を消して痰結自ら解す。故に能く老血を消す。太陰、厥陰の積痰を行う。喉痺、咽痛を治するの要薬為り。結核瘰癧、便毒瘡母を治す。経閉を通ず。大腸を利す。肝を鎮め、目を明らかにす」とある。射干は、喉や呼吸器疾患に用いる場合があり射干麻黄湯、鱉甲煎丸などに配合される。

〔訳〕射干は咽の閉塞する化膿性疾患を治療できる。

8 〔原文〕薏苡理脚気而除風湿。

〔和訓〕薏苡は、脚気を理 (おさ) め、風湿を除く。

〔注〕薏苡は薏苡仁のことである。脚気は、下肢の知覚障害や運動障害を生ずる病気である。薏苡仁 (よくいにん) は、イネ科 Gramineae のハトムギ *Coix lachryma-jobi* L. var. *mayuen* Stapf の種仁。『本草備要』には「薏苡仁。脾肺を補う。通。水を行らす。甘淡。微寒にして土に属す。陽明の薬なり。甘は胃を益し、土は水に勝つ。淡は湿を滲す。水を瀉すは土を益す所以なり。

故に脾を健にし、水腫湿痺、脚気疝気、泄痢熱淋を治す。土を益すは所以て
金を生ずる、故に肺を補い熱を清す。肺痿肺痛、咳吐膿血を治す。土を扶く
るは木を抑うる所以なり。故に風熱筋急拘攣を治す」とある。薏苡仁は、疣
に用いられ、利尿作用がある。

〔訳〕 薏苡仁は、脚気を治療し、風湿の邪気を除く。

9 〔原文〕藕節消瘀血而止吐衄。

〔和訓〕 藕節は、瘀血を消し吐衄を止める。

〔注〕 藕節 (ぐうせつ) は、スイレン科 Nymphaeaceae のハス *Nelumbo
nucifera* GAERTN. の地下茎である藕の節部。『本草備要』には「藕節。瘀
を散じ血を止め心を補う。澀平。熱毒を解し、瘀血を消し、吐衄、淋、痢一
切の血証を止む。藕の生は甘寒、血を涼し瘀を散ず。渇を止め煩を除く。酒
毒、蟹毒を解す。煮て熟せば甘温、胃を益し心を補い、瀉を止め、怒を止む」
とある。

〔訳〕 藕節は、瘀血を治療し吐血や衄血を止める。

10 〔原文〕瓜蔞子下氣潤肺喘兮、又且寬中。

〔和訓〕 瓜蔞子は、気を下し肺喘を潤し、また且つ中を寛げる。

〔注〕 兮は韻文の句間や句末に置いて語調を調え、訓読では読まない。瓜蔞
子 (かろうし) は、栝樓仁 (かろうにん) と同じである。栝樓仁は、ウリ科
Cucurbitaceae のチョウセンカラスウリ *Trichosanthes kirilowii* Maxim. の種
子である。『本草備要』には「栝樓仁。火を瀉し、肺を潤し、腸を滑らかにし、
血を止め、熱痰を治す。甘は肺を補う。寒は下を潤す。能く上焦之火を清す。
痰気をして下降せしむ。嗽を治するの要薬たり。又た能く胸中の鬱熱、垢膩
を蕩滌す。津を生じ腸を利し、乳を通じ腫を消す。結胸、胸痺を治す。炒り
香して酒にて服す、血を止め、一切の血症を治す」とある。栝樓仁は、虚血
性心疾患に効果があり、小陷胸湯、栝樓薤白白酒湯、栝樓薤白半夏湯などに
配合される。

〔訳〕 瓜蔞子は、気を下し気管支喘息発作を改善して肺を潤し、胃腸の働き
を改善する。

11　〔原文〕車前子止瀉利小便兮、尤能明目。

〔和訓〕車前子は瀉を止め、小便を利し、尤も能く目を明らかにす。

〔注〕 車前子 (しゃぜんし) は、オオバコ科 Plantaginaceae のオオバコ *Plantago asiatica* L. の種子。『本草備要』には「車前子。通、水を利し、熱を瀉す。甘寒。肺肝の風熱を清し、膀胱の湿熱を滲ぐ。小便を利して気を走らせず、茯苓と與に功を同じくす。陰を強くし精を益す。人をして子有らしむ。湿痺癃閉、暑湿瀉痢、目赤障翳を治す」とある。車前子は眼疾患に用いられ、牛車腎気丸、明朗飲などに配合される。

〔訳〕 車前子は下痢を止め、利尿作用があり、眼疾患を治療できる。

12　〔原文〕是以黄柏瘡用。

〔和訓〕是を以て黄柏は瘡に用う。

〔注〕 黄柏 (おうばく) は、ミカン科 Rutaceae のキハダ *Phellodendron amurense* Ruprecht、又は *P. chinense schneider* の周皮を除いた樹皮。『本草備要』には「黄柏。相火を瀉し、腎水を補い、湿を燥し、熱を清す。苦寒微辛、沈陰下降す。膀胱の相火を瀉す。腎水の不足を補い、腎を堅くし燥を潤し、湿を除き熱を清す。下焦の虚、骨蒸労熱、諸痿癰瘓、目赤耳鳴、消渇便閉、黄胆水腫、痔血腸風、水瀉熱痢、漏下赤白、諸瘡痛癢、頭瘡口瘡を療す。蟲を殺し蛕を安んず」とある。黄柏は皮膚病や口内炎などに用いられ、黄連解毒湯などに配合される。

〔訳〕 黄柏は、皮膚病（瘡）に用いる。

13　〔原文〕兜鈴嗽医。

〔和訓〕兜鈴は嗽を医す。

〔注〕 兜鈴は馬兜鈴のこと。嗽は咳のこと。医は、癒す、治すの意味。馬兜鈴 (ばとうれい) は、ウマノスズクサ科 Aristolochiaceae のマルバウマノスズクサ *Aristolochia contorta* BGE. やウマノスズクサ *A. debilis* SIEB. et ZUCC. の成熟果実。『本草備要』には、「馬兜鈴。肺を瀉し気を下す。体軽きにて虚。熟するは則ち四に開き、肺に象どる。故に肺に入り、寒能く肺熱を清す。苦辛は能く肺気を降す。痰嗽喘促、血痔瘻瘡、肺大腸の経熱を治す」とある。

『千金方』では水腫の治療の時単独で服用するとある。止咳平喘の薬として用いられる。

〔訳〕馬兜鈴は、咳を治す。

14　〔原文〕地骨皮有退熱除蒸之効。

〔和訓〕地骨皮は熱を退け蒸を除く効有り。

〔注〕蒸は、肺結核様の疾患である。地骨皮（じこっぴ）は、ナス科 Solanaceae のクコ *Lycium chinense* Miller、又はナガバクコ *Lycium barbarum* L. の根皮。『本草備要』には「地骨皮。熱を瀉し血を涼し、汗有るの骨蒸を退け、正気を補う。甘淡にして寒。肺中の伏火を降し、肝腎虚熱を瀉し、能く血を涼して正気を補う。故に五内の邪熱、吐血尿血、咳嗽消渇を内治す。肌熱、虚汗、風湿、周痺を外治す。上は頭風痛を除く。中は胸脇痛を平にす。下は大小腸を利す。表に在る無定の風邪、傳尸、有汗の骨蒸を療す」とある。地骨皮は、地骨皮湯、瀉白散などに配合される。

〔訳〕地骨皮は熱を下げ肺結核様疾患を治療する効果がある。

15　〔原文〕薄荷葉宜消風清腫之施。

〔和訓〕薄荷葉は宜しく風を消し腫を清し之を施す。

〔注〕薄荷（はっか）は、シソ科 Labiatae のハッカ *Mentha arvensis* L. var. *piperascens* MALINVAUD の葉。『本草備要』には「薄荷。軽、宣、風熱を散ず。辛は能く散ず、涼は能く清す。升浮は能く汗を発す。肝気を捜して肺の盛なるを抑う。風熱を消散し、頭目を清利す。頭痛頭風、中風失音、痰嗽舌胎、眼目、咽喉、口歯の諸病、皮膚癮疹、瘰癧瘡疥、小児の驚熱、骨蒸を治す。血を破り痢を止む」とある。薄荷は、加味逍遙散、銀翹散などに配合される。

〔訳〕薄荷は風邪による皮膚病変や腫れを治療できる。

16　〔原文〕寛中下気、枳殻緩而枳實速也。

〔和訓〕中を寛げ気を下すは、枳殻は緩にして枳實は速なり。

〔注〕枳実（きじつ）と枳殻（きこく）は、ミカン科 Rutaceae のミカン属植物

Citrus spp. の果実、幼果を「枳実」、更に成育の進んだ未熟果を「枳殻」とする。『本草備要』には「枳実、枳殻。瀉。気を破り、痰を行す。枳実小、枳殻大、苦酸微寒。其の功は皆能く気を破る。気行れば則ち痰行り喘止み、痞脹消す。痛刺息み、後重除かる。胸痺結胸、食積痰癖、癥結五膈、嘔逆咳嗽、水腫脇脹、瀉痢淋閉、腸風痔腫を治す。風を除き痺を去る。胃を開き脾を健にす。主る所は略同じ。但だ枳実は胸膈を利し、枳殻は腸胃を寛にす。枳実は力猛し。枳殻は力緩し」とある。枳実、枳殻は、胃腸疾患に用いられ、小承気湯などに配合される。

〔訳〕 中を寛げ気を下す効果は、枳殻は緩であるが枳実は速やかである。

17　〔原文〕療肌解表、乾葛先而柴胡次之。

〔和訓〕 肌を療し表を解するは、乾葛を先にして柴胡は之に次ぐ。

〔注〕 葛は葛根である。表証（太陽病）を治療する場合には、先ず葛根の入った葛根湯などを用い、次に太陽病から少陽病に移行した時には少陽病の治療薬である柴胡の入った処方（小柴胡湯など）を用いる。葛根 (かっこん) は、マメ科 Leguminosae の葛 *Pueraria lobata* Ohwi の根である。『本草備要』には「葛根。軽、宣、肌を解し、陽を升し火を散ず。辛甘性平。軽揚升発。陽明経に入り、能く胃気を鼓して上行す。津を生じ渇を止む。兼て脾経に入り、腠を開き汗を発し、肌を解し熱を退く。脾胃虚弱、泄瀉を治するの聖薬為り。傷寒、中風、頭痛、血痢温瘧、腸風痘疹を療す。又た能く陰気を起し、鬱火を散ず。酒毒を解し、二便を利す。百薬の毒を殺す」とある。葛根は葛根湯などに配合される。

柴胡 (さいこ) は、セリ科 Apiaceae のミシマサイコ *Bupleurum scorzonerifolium* の根である。『本草備要』には「柴胡。宣、表を発し、裏を和し、陽を升し、熱を退く。苦は微寒、味薄く気升り陽と為り。陽気下陥を主る。能く清気を引き、上行して少陽、厥陰の邪熱を平にす。気血を宣暢す。結を散じ、経を調う。足少陽の表薬為り。傷寒邪熱、痰熱結実、虚労肌熱、心下煩熱、諸瘧寒熱、頭眩目赤、嘔吐脇痛、口苦耳聾、婦人、熱血室に入る。胎前産後の諸熱、小児の痘疹、五疳羸熱を治す。十二経の瘡疽、血凝り気聚するを散ず」とある。柴胡は、小柴胡湯、大柴胡湯、抑肝散、加味逍遙散、柴胡桂枝湯、柴胡桂姜湯、柴胡加芒消湯、柴胡加竜骨牡蛎湯などに配合される。

〔訳〕肌を治療し、表を解する場合は、葛根を先に用いて、次に柴胡を用いる。

18 〔原文〕百部治肺熱、咳嗽可止。

〔和訓〕百部は肺熱を治し、咳嗽止める可し。

〔注〕百部（びゃくぶ）は百部根とも言う。百部は、ビャクブ科 Stemonaceae のビャクブ *Stemona japonica* Miq.、タチビャクブ *S. sessilifolia* Franch. et. Sav、及びタマビャクブ *S. tuberosa* Lour. の塊根である。『本草備要』には「百部。肺を潤す。虫を殺す。甘苦。微温。能く肺を潤し、肺熱咳嗽を治す」とある。

〔訳〕百部は肺の熱を治療し、咳嗽を止めることができる。

19 〔原文〕梔子涼心腎、鼻衄最宜。

〔和訓〕梔子は心腎を涼し、鼻衄に最も宜し。

〔注〕梔子（しし）、アカネ科 Rubiaceae のクチナシ *Gardenia jasminoides* Ellis、又は、その他同属植物の果実である。『本草備要』には「梔子。心肺三焦の火を瀉す。苦寒。軽飄は肺に象どる。色赤きは入心に入る。心肺の邪熱を瀉し、之をして屈曲して下行し、小便に従いて出ださしむ。しかして、三焦の鬱火以て解す。熱厥、心痛以て平にす。吐衄、血淋、血痢の病、以て息む。心煩懊憹して、不眠、五黄五淋、亡血津枯、口渇目赤、紫癜白癩、皰皶瘡瘍を治す。生にて用うれば火を瀉す、黒に炒りて血を止む。姜汁にて炒り煩嘔を止む。内熱には仁を用う。表熱には皮を用う」とある。梔子は、黄連解毒湯、茵蔯蒿湯、梔子豉湯などに配合される。

〔訳〕梔子は心腎の熱邪を冷まして、鼻出血に最も効果がある。

20 〔原文〕玄参治結熱毒癰、清利咽膈。

〔和訓〕玄参は結熱毒癰を治す。咽膈を清利す。

〔注〕玄参（げんじん）は、ゴマノハグサ科 Scrophulariaceae の玄参 *Scrophularia ningpoensis* Hemsl. の根である。『本草備要』には「玄参。水を補い、無根の火を瀉す。苦鹹微寒。色黒は腎に入る。能く水を壮にし以て火を製す。無根浮游の火を散ず。精を益し目を明らかにす。咽喉を利し、二便を通ず。骨

蒸傳尸、傷寒陽毒発斑、懊憹、煩渇、温瘧洒洒、喉痺咽痛、瘰癧結核、癰疽鼠瘻を治す」とある。

〔訳〕玄参は熱毒による癰を治す。咽喉や胸膈を冷やし通利する。

21　〔原文〕升麻清風熱腫毒、発散瘡痍。

〔和訓〕升麻は風熱腫毒を清し、瘡痍を発散す。

〔注〕痍（い）は、傷のこと。升麻（しょうま）は、キンポウゲ科 Ranunculaceae のサラシナショウマ *Cimicifuga simplex* Turczaninow、*Cimicifuga dahurica* Maximmowicz、又は *Cimicifuga foetida* L.、又は *Cimicifuga heracleifolia* Komarov の根茎である。『本草備要』には「升麻。軽、宣、陽を升し、毒を解す。辛微苦温。足の陽明、太陰の引経薬。亦た手の陽明、太陰に入る。風邪を表散し、火鬱を升発す。能く陽気を至陰の下より升し、甘温の薬を引きて上行し、以て衛気の散を補いて、其の表を実す。時気毒癘、頭痛寒熱、肺痿吐膿、下痢後重、久泄脱肛、崩中帯下、陰痿足寒、目赤口瘡、遊風腫毒、斑疹痘瘡を治す。百薬の毒を解し、蠱毒を吐し、精魅を殺す」とある。升麻は、解毒作用があり痔疾患などに用いられ、升麻葛根湯、乙字湯、補中益気湯、麻黄升麻湯、升麻鼈甲湯、立効散などに配合される。

〔訳〕升麻は風熱による腫もの、皮膚病、傷を治す。

22　〔原文〕嘗聞膩粉抑肺而斂肛門。

〔和訓〕嘗て聞く、膩粉は肺を抑えて肛門を斂る。

〔注〕嘗は、かつて、以前という意味。膩粉（じふん）は、軽粉であり、塩化第一水銀 Calomelas の白色結晶性粉末のことである。『本草備要』には「軽粉。燥、痰涎を劫す。外用は虫を殺す。辛冷。虫を殺し瘡癬を治す。痰涎を劫す。積滞を消す。瘰癧は薬に多く之を用う。過服常用すべからず」とある。軽粉は有毒であり、通常使用されない。

〔訳〕膩粉（軽粉）は、肺を抑制して肛門をしめる効果がある。

23　〔原文〕金箔鎮心而安魂魄。

〔和訓〕金箔は心を鎮めて魂魄を安んず。

〔注〕金箔は、金属の金 (きん) である。『本草備要』には「金。重。心肝を鎮め、驚悸を定む。辛平。毒有り。金木を製す。重は怯を鎮む。故に心肝を鎮め魂魄を安んず。驚癇風熱、肝胆の病を治す」とある。

〔訳〕金箔は心を鎮めて精神を安定させる。

24 〔原文〕茵蔯主黄疸而利水。

〔和訓〕茵蔯は、黄疸を主り水を利する。

〔注〕茵蔯 (いんちん) は、キク科 Compositae のカワラヨモギ *Artemisia capillaris* Thunberg の頭花。『本草備要』には「茵蔯。通、湿熱を除き、諸黄を治す。苦は湿を燥し、寒は熱に勝つ。足の太陽経に入り、汗を発し水を利す。以て太陰、陽明の湿熱を泄す。疸黄 (黄疸) を治するの君薬為り。又た傷寒時疾、狂熱瘴瘧、頭痛頭旋、女人痕疝を治す」とある。茵蔯は、黄疸、肝機能障害に用いられ、茵蔯蒿湯や茵蔯五苓散などに配合される。

〔訳〕茵蔯は、黄疸を主治し、利水作用がある。

25 〔原文〕瞿麦治熱淋之有血。

〔和訓〕瞿麦は熱淋の血有るを治す。

〔注〕瞿麦 (くばく) は、ナデシコ科 Carrophyllaceae のセキチク 石竹 *Dianthus chinensis* L.、及びエゾカワラナデシコ *Dianthus superbus* L. である。茎と葉が用いられる。『本草備要』には「瞿麦。通、水を利し、血を破る。苦寒。心火を降し、小腸を利す。膀胱の邪熱を逐う。淋を治す要薬たり。血を破り竅を利し、癰を決し腫を消す。目を明らかにし、翳を去り、経を通じ胎を堕ろす」とある。瞿麦は、尿路感染症に用いられ、八正散に配合される。

〔訳〕瞿麦は、血尿を伴う尿路感染症を治す。

26 〔原文〕朴硝通大腸、破血而止痰癖。

〔和訓〕朴硝は大腸を通じ、血を破り痰癖を止む。

〔注〕癖は病気を指す。朴硝は芒硝と同じ。朴硝 (ぼくしょう) は、主に天然の含水硫酸ナトリウム、無水硫酸ナトリウムからなる鉱物、或は、主に含水硫酸マグネシウムからなる鉱物。『本草備要』には「朴硝。大いに瀉し、燥を

潤おし、堅を軟にす。辛は能く燥を潤おす。鹹は能く堅を軟らげ苦は能く下し泄す。大寒は能く熱を除く。朴硝は酷澀性急。芒硝は錬を経てを稍や緩し。能く三焦、腸胃の実熱を蕩滌し、陳を推し新を致す。陽強の病、傷寒疫痢、積聚結癖、留血停痰、黄疸淋閉、瘰癧瘡腫、目赤障翳を治す。経を通じ胎を墮す」とある。朴硝は下剤として用いられる。

〔訳〕 朴硝は下剤として大腸を通じ、血を破り痰の病気を治す。

27　〔原文〕石膏治頭痛、解肌而消煩渇。

〔和訓〕石膏は、頭痛を治し、肌を解し煩渇を消す。

〔注〕 石膏（せっこう）は、天然の硫酸カルシウム鉱石である。『本草備要』には「石膏。体重く火を瀉す。気軽く。肌を解す。甘辛にして淡、体重くして降る。足の陽明経大寒の薬なり。色白く肺に入り、兼て三焦に入る。寒は能く熱を清し火を降す。辛は能く汗を発し肌を解す。甘は能く脾を緩め気を益し、津を生じ渇を止む。傷寒鬱結無汗、陽明の頭痛、発熱悪寒、日晡潮熱、肌肉壮熱、小便赤濁、大渇引飲、自汗口乾、舌焦牙痛するを治す」とある。石膏は熱を下げる作用があり、大青竜湯、越婢加朮湯などに配合される。

〔訳〕 石膏は頭痛を治し、肌を解し煩渇を消す。

28　〔原文〕前胡除内外之痰実。

〔和訓〕前胡は、内外の痰実を除く。

〔注〕 前胡（ぜんこ）は、セリ科 Umbelliferae の白花前胡 *Peucedanum praeruptorum* Dunn. の根である。『本草備要』には「前胡。宣、表を解し、瀉し気を下し、風痰を治す。辛は以て肺を暢べ風寒を解す。甘は以て脾を悦し胸腹を理む。苦は厥陰の熱を瀉す。寒は太陽の邪を散ず。性陰にして降は、功は専ら気を下す。気下れば則ち火降り、痰消す。能く実熱を除く。痰熱哮喘、咳嗽嘔逆、痞膈霍乱、小児疳気を治す。推陳致新の績有り。目を明らかにし胎を安んず」とある。前胡は、前胡散などに配合される。

〔訳〕 前胡は、実証の痰の病気を治療できる。

29 〔原文〕滑石利六腑之濇結。

〔和訓〕滑石は、六腑の濇結を利す。

〔注〕滑石（かっせき）は、天然の含水ケイ酸アルミニウム及び二酸化ケイ素などからなる鉱物である。『本草備要』には「滑石。滑。竅を利す。通。水を行らす。体重く、火を瀉す。気軽く、肌を解す。滑は竅を利す。湿を淡す。甘は気を益し、脾胃を補う。寒は熱を瀉し、心火を降す。色白きは肺に入り、上は腠理を開き表を発す。下は膀胱に走りて水を行らす。六腑九竅の津液を通ず。足の太陽経の本薬為り。中暑積熱、嘔吐煩渇、黄疸水腫、脚気淋閉、水瀉熱痢、吐血衄血、諸瘡腫毒を治す。熱を蕩し湿を除くの要剤為り。暑を消し結を散ず乳を通じ胎を滑らかにす」とある。滑石は尿路に作用し、猪苓湯、六一散などに配合される。

〔訳〕滑石は、六腑の滞った塊を利する。

30 〔原文〕天門冬止嗽、補血涸而潤心肝。

〔和訓〕天門冬は、嗽を止め、血涸を補い、心肝を潤す。

〔注〕涸は、かれること。天門冬（てんもんどう）は、ユリ科のクサスギカズラ *Asparagus cochinchinensis* である。『本草備要』には「天門冬。肺火を瀉す。腎水を補う。燥痰を潤す。甘苦。大寒。手太陰肺に入り、金を清し火を降す。水之上源を益す。下は足少陰腎に通ず。腎を滋し燥を潤す。渇を止め痰を消す。肌膚を澤す。二便を利す。肺痿、肺癰、膿を吐き、血を吐き、痰嗽、喘促、嗌乾、消渇、虚労、骨蒸、陰虚、火有るの症を治す」とある。天門冬は咳嗽を止める効果があり、滋陰降火湯などに配合される。

〔訳〕天門冬は、咳嗽を止め、血の枯れた状態を補い、心肝に潤いを与える。

31 〔原文〕麦門冬清心、解煩渇而除肺熱。

〔和訓〕麦門冬は、心を清し、煩渇を解し、肺熱を除く。

〔注〕麦門冬（ばくもんどう）は、ユリ科 Liliaceae の多年草、ジャノヒゲ *Ophiopogon japonicus* Ker-Gawler、コヤブラン *Liriope spicata* Lour. の根の膨らんだ部分である。『本草備要』には「麦門冬。肺を補い、心を清し、熱を瀉し、燥を潤す。甘微。苦寒。心を清し肺を潤す。陰を強め精を益す。煩

を除き熱を瀉す。痰を消し嗽を止め、津を生じ水を行らす。嘔吐、痿蹶、虚
労、客熱、脈絶、短気、肺痿、吐膿、血熱妄行、経枯乳閉を治す。また能く
目を明らかにす」とある。麦門冬は咳嗽を止める効果があり、麦門冬湯、竹
葉石膏湯、生脈散、沙参麦冬湯などに配合される。

〔訳〕麦門冬は、心の熱を冷まし、煩渇を治し、肺の熱を除く効果がある。

32　〔原文〕又聞治虚煩、除得噦嘔、須用竹筎。

〔和訓〕又聞くことには、虚煩を治し、噦嘔を除くには、須べからく竹筎を
用いる。

〔注〕竹筎 (ちくじょ) は、イネ科 Gramineae の *Bambusa tuldoides* Munro、
ハチク *Phyllostachys nigra* Munro var. *henonis* Stapf ex Rendle、又はマダ
ケ *Phyllostachys bambusoides* Siebold et Zuccarini の稈の内層である。『本
草備要』には「竹筎。上焦の煩熱を瀉す。血を涼す。甘にして微寒。胃土の
鬱を開き、肺金の燥を清す。血を涼し熱を除く。上焦の煩熱、温気寒熱、噎
膈嘔啘、驚癇肺痿、吐血衄血、崩中胎動を治す」とある。竹筎は、竹筎温胆
湯に配合される。

〔訳〕竹筎は、虚煩を治し、噦嘔を除く効果がある。

33　〔原文〕通祕結、導瘀血、必資大黄。

〔和訓〕祕結を通じ、瘀血を導くには、必ず大黄に資る。

〔注〕大黄 (だいおう) は、タデ科 Polygonaceae の *Rheum palmatum* L.、
R. tanguticum Maxim.、*R. officinale* Baill.、*R. coreanum* Nakai の根である。
『本草備要』には「大黄。大いに血分実熱を瀉す。有形の積滞を下す。大苦
大寒。足の太陰、手足の陽明、厥陰血分に入る。其性は沈みて浮ばず、其の
用は走りて守らず。若し酒に浸せば、亦た能く引きて高の分に至る。用いて
以て腸胃を蕩滌し、燥結を下して瘀熱を去る。傷寒時疾、発熱譫語、温熱瘴
瘧、下痢赤白、腹痛裏急、黄疸水腫、癥瘕積聚、留飲宿食、心腹痞満、二便
閉結、吐血衄血、血閉血枯、一切実熱、血中伏火を治す。水を行らし、経を
通じ、膿を蝕り腫を消す。能く陳を推し新を致す」とある。大黄は、下剤や
駆瘀血作用があり、調胃承気湯、大承気湯、小承気湯、大黄黄連瀉心湯など

に配合される。

〔訳〕 便秘や瘀血を治療する時は、必ず大黄を用いる。

34　〔原文〕宣黄連治冷熱之痢、又厚腸胃而止瀉。

〔和訓〕 宣しく黄連は冷熱の痢を治し、又た腸胃を厚くし瀉を止める。

〔注〕 黄連 (おうれん) は、キンポウゲ科 Ranunculaceae のオウレン *Coptis japonica* Makino、又は、その他同属植物の根をほとんど除いた根茎である。『本草備要』には「黄連。火を瀉し、湿を燥す。大苦大寒。心に入り火を瀉す。肝を鎮め血を涼し、湿を燥し鬱を開き、煩を除き渇を解す。肝胆を益し、腸胃を厚くし、心瘀を消す。腸澼、瀉痢、痞満、腹痛、心痛伏梁、目痛眥傷、癰疽瘡疥、酒毒胎毒を治す。目を明らかにし、驚を定め、疳を除き、蛔を殺す」とある。黄連は、黄連解毒湯、黄連湯などに配合される。

〔訳〕 黄連は冷えや熱による下痢を治し、腸胃を丈夫にして下痢を止める。

35　〔原文〕淫羊藿療風寒之痺、且補陰虚而助陽。

〔和訓〕 淫羊藿は風寒の痺を療し且つ陰虚を補い陽を助ける。

〔注〕 淫羊藿 (いんようかく) は、メギ科 Berberidaceae の *Epimedium pubescens* Maximowicz、*Epimedium brevicornum* Maximowicz、*Epimedium wushanense* T. S. Ying、ホザキイカリソウ *Epimedium sagittatum* Maximowicz、キバナイカリソウ *Epimedium koreanum* Nakai、イカリソウ *Epimedium grandiflorum* Morren var. *thunbergianum* Nakai、又はトキワイカリソウ *Epimedium sempervirens* Nakai の地上部である。『本草備要』には「淫羊藿。腎命を補う。辛香甘温。肝腎に入り命門を補う、精気を益し、筋骨を堅む。絶陽興らず、絶陰産まず、冷風労気、四肢不仁を治す」とある。

〔訳〕 淫羊藿は風寒による痺証を治療し、陰虚を補い陽を補う効果がある。

36　〔原文〕茅根止血與吐衄。

〔和訓〕 茅根は吐血や衄血を止める。

〔注〕 茅根 (ぼうこん) は白茅根と同じである。茅根は、イネ科 Poaceae のチガヤ 白茅 *Imperata cylindrica* (L.) P. Beauv. の根茎である。『本草備要』に

は「茅根。火を瀉し血を止め噦を止む。甘寒。手の少陰、足の太陰陽明に入り、中を補い気を益す。伏熱を除き瘀血を消し小便を利し、酒毒を解す。吐衄諸血、血閉寒熱、淋瀝崩中、傷寒噦逆、肺熱喘急、内熱煩渇、黄疸水腫を治す」とある。茅根は止血剤として用いる。

（訳）茅根は吐血や鼻出血を止める。

37　〔原文〕石葦通淋與小腸。

〔和訓〕石葦は淋と小腸を通ず。

〔注〕　石葦（せきい）は、ウラボシ科 Polypodiaceae のヒトツバ *Pyrrosia lingua* Farw.、オオヒトツバ *Pyrrosia sheareri* Ching などの全草である。『本草備要』には「石葦。淋を通じ、また補う。苦甘微寒。肺金を清す。以て化源を滋す。膀胱を通じ水道を利す。精気を益す。五労を補う。熱労淋閉、崩漏癃疝を治す」とある。

（訳）石葦は淋の病気を治し、小腸を通ずる効果がある。

38　〔原文〕熟地黄補血且療虚損。

〔和訓〕熟地黄は血を補い且つ虚損を療する。

〔注〕　熟地黄（じゅくじおう）は、ゴマノハグサ科 Scrophulariaceae のアカヤジオウ *Rehmannia glutinosa* Liboschitz var. *purpurea* Makino、又は *Rehmannia glutinosa* Liboschitz の根を蒸したもの。『本草備要』には「熟地黄。肝腎を平補す。甘にて微温。足少陰、厥陰経に入る。腎水を滋し、真陰を補い、骨髄を填めて、精血を生ず。耳を聰くし目を明らかにし、髭を烏くし、髪を黒くす。労傷風痺、胎産百病を治す」とある。熟地黄は、四物湯、六味地黄丸などに配合される。

（訳）熟地黄は補血の作用があり虚証を治療できる。

39　〔原文〕生地黄宜血更醫眼瘡。

〔和訓〕生地黄は宜しく血更に眼瘡を医す。

〔注〕　生地黄（しょうじおう）は、ゴマノハグサ科 Scrophulariaceae のアカヤジオウ *Rehmannia glutinosa* Liboschitz var. *purpurea* Makino、又は *Rehmannia*

glutinosa Liboschitz の根の新鮮品である。『本草備要』には「生地黄。大い
に火を瀉す。甘苦大寒。心腎に入り。丙火を瀉す。燥金を清す。瘀を消し、
経を通ず。諸の血逆を平にす。吐衄、崩中、傷寒陽強、痘症大熱を治す」と
ある。生地黄は、犀角地黄湯などに配合される。

〔訳〕生地黄は血の病や眼の皮膚病を治す。

40　〔原文〕赤芍薬破血而療腹痛、煩熱亦解。

〔和訓〕赤芍薬は血を破り腹痛を療し、煩熱もまた解す。

〔注〕赤芍薬（せきしゃくやく）は、ボタン科 Paeoniaceae のシャクヤク *Paeonia
lactiflora* Pallas の根を乾燥したもの。『本草備要』には「赤芍薬。肝を瀉し
瘀を散ず。酸寒。肝経の血分に入り、血脈を通ず。肝火を瀉し、悪血を散ず。
腹痛堅積、血痺瘕疝、腸風経閉、癰腫目赤を治す」とある。

〔訳〕赤芍薬は瘀血の治療に用い、腹痛や煩熱を治す。

41　〔原文〕白芍薬補虚而生新血、退熱尤良。

〔和訓〕白芍薬は虚を補い、新血を生じ、熱を退けるのに尤も良い。

〔注〕白芍薬（びゃくしゃくやく）は、ボタン科 Paeoniaceae のシャクヤク
Paeonia lactiflora Pallas の根の外皮を除去し乾燥したものである。『本草備
要』には「白芍薬。血を補い、肝を瀉す。濇、陰を斂む。苦酸微寒、肝脾血
分に入り、手足太陰行経の薬為り。肝火を瀉し、脾肺を安んじ、腠理を固め、
血脈を和し、陰気を収め、逆気を斂め、小便を利す。中を緩め痛を止む。汗
を斂め胎を安んじ、労を補い熱を退く。瀉痢後重、脾虚腹痛、心痞脇痛、肺
脹喘逆を治す。其の収降の体、又た能く血海に入り、厥陰に至る。鼻衄、目
濇、肝血不足、婦人胎産、及び一切の血病を治す」とある。白芍薬は、貧血
などに用い、四物湯、当帰芍薬散、十全大補湯などに配合される。

〔訳〕白芍薬は虚を補い、新血を生じ、熱を退けるのに尤も良い。

42　〔原文〕若乃消腫満逐水於牽牛。

〔和訓〕若は乃ち腫満を消し水を逐うのは牽牛なり。

〔注〕牽牛は牽牛子（けんごし）と同じである。牽牛子は、ヒルガオ科

Convolvulaceaeのアサガオ *Pharbitis nil* Choisy成熟種子を乾燥したもので、粉末は強い瀉下作用がある。『本草備要』には「牽牛。大いに気分の湿熱を瀉す。辛烈毒有り、火に属し善く走り、肺経に入り、気分の湿熱を瀉す。能く右腎の命門に達し、精隧に走り、下焦の鬱遏、及大腸風秘、気秘を通じ大小便を利し、水を逐い痰を消し、蟲を殺し胎を堕す。水腫、喘満、痃癖、気塊を治す」とある。牽牛子は下剤として用いる。

〔訳〕牽牛は、腫満を消し水を逐う作用がある。

43　〔原文〕除熱毒殺蟲於貫仲。

〔和訓〕貫仲において熱毒を除き蟲を殺す。

〔注〕貫仲は貫衆（かんしゅう）と同じである。貫衆は、オシダ科Aspidiaceaeのオシダ *Dryopteris crassirhizoma* NAKAI、ミヤマシケシダ *Athyrium pycnosorum* Christ. ハイコモチシダ *Woodwardia unigemmata* (Makino) Nakai、ゼンマイ科 Osmundaceaeのゼンマイ *Osmunda japonica* Thunb. などの根茎である。『本草備要』には「貫衆。熱を瀉し、毒を解す。苦微寒。毒有り。能く腹中の邪熱の毒を解す。産後血気腹痛を治す。癥瘕を破り、斑痘を発す」とある。

〔訳〕貫衆は、熱毒を除き、寄生虫を殺す効果がある。

44　〔原文〕金鈴子治疝氣而補精血。

〔和訓〕金鈴子は疝気を治し精血を補う。

〔注〕金鈴子は、川棟子（せんれんし）と同じである。出典は『本草正』であり、『本草備要』には記載がない。川棟子は、センダン科 Meliaceaeのトウセンダン *Melia toosedan* Sieb. et Zucc. の果実である。理気止痛の効能がある。

〔訳〕金鈴子は下腹部痛を治し、精や血を補う効能がある。

45　〔原文〕萱草根治五淋而消乳腫。

〔和訓〕萱草根は、五淋を治し乳腫を消す。

〔注〕萱草根（かんぞうこん）は、黄花菜根とも言う。ユリ科のホンカンゾウ草 *Hemerocallis fulva* L.、或はホソバキスゲ *Hemerocallis minos* Mill. などの根

である。出典は『本草拾遺』である。萱草根は、『本草備要』に記載ない。
毒性があり、使用しない。

〔訳〕萱草根は、尿路感染症、尿路結石、化膿性乳腺炎などを治す。

46 〔原文〕側柏葉治血山崩漏之疾。

〔和訓〕側柏葉は血山、崩漏の疾を治す。

〔注〕側柏葉（そくはくよう）は、ヒノキ科 Cupressaceae の側柏 コノテガシワ
Biota orientalis (L.) Endl. の若い枝葉を乾燥したものである。『本草備要』
には「側柏葉。陰を補い、血を止む。苦濇微寒。陰を養い肺を滋して而土を
燥し最も血分を清す。補陰の要薬となす。吐衄崩痢、一切血証を止む。冷風
湿痺、歴節風痛を去る。肌を生じ蟲を殺す」とある。

〔訳〕側柏葉は、子宮出血など出血性の病気を治す。

47 〔原文〕香附子理気血婦人之用。

〔和訓〕香附子は気血を理め婦人の用なり。

〔注〕香附子（こうぶし）は香附と同じである。香附子は、イネ科 Gramineae
のハマスゲ *Cyperus rotundus* L. のの根茎である。『本草備要』には「香附。
一名、莎草根。宣。気を調え、鬱を開く。性平は気香る。味辛は能く散ず。
微苦は能く降す。微甘は能く和す。乃ち血中の気薬なり。十二経、八脈気分
に通行す。一切気を主る。三焦を利し、六鬱を解す。諸痛を止む。多く怒り
多く憂え、痰飲痞腫、腹痛痞満、渓食積聚、霍乱吐瀉、腎気脚気、癰疽瘡瘍、
吐血便血、崩中帯下、月候不調、胎産百病を治す。能く陳を推して新を致す」
とある。香附子は、柴胡疏肝散などに配合される。

〔訳〕香附子は気と血（おさ）を理め婦人科疾患によく用いられる。

48 〔原文〕地膚子利膀胱、可洗皮膚之風。

〔和訓〕地膚子は膀胱を利し、皮膚の風を洗うべし。

〔注〕地膚子（じふし）は、アカザ科 Chenopodiaceae のホウキギ 地膚 *Kochia
scoparia* (L.) Schrad. の果実である。『本草備要』には「地膚子。通。水を
利し陰を補う。甘苦気寒。陰を強くし精を益す。膀胱に入り、虚熱を除く。

小便を利し淋を通ず。癀疝を治す。悪瘡を散ず」とある。地膚子は皮膚病に用いる。

〔訳〕地膚子は膀胱を利尿作用があり、風邪による皮膚病には外用で治療する。

49　〔原文〕山豆根解熱毒、能止咽喉之痛。

〔和訓〕山豆根は熱毒を解す、能く咽喉の痛みを止む。

〔注〕山豆根 (さんずこん) は、マメ科 Leguminosae のクララ属植物 *Sophora subprostrala* CHUN et T. CHEN の根である。『本草備要』には「山豆根。熱を瀉す。毒を解す。苦寒。心火を瀉し以て金気を保つ。肺大腸の風熱を去る。腫を消し痛を止む。喉癰喉風、齦腫歯痛、喘満熱咳、腹痛下痢、五痔諸瘡を治す。諸薬毒敷、禿瘡、蛇狗蜘蛛傷を解す。人と馬の急黄を療す」とある。

〔訳〕山豆根は熱毒の病気や咽喉痛を治療する。

50　〔原文〕白蘚皮去風治筋弱、而療足頑痺。

〔和訓〕白蘚皮は風を去り筋弱を治し、足頑痺を療す。

〔注〕白蘚皮 (はくせんひ) は、ミカン科 Rutaceae のハクセン *Dictamnus dasycarpus* Turcz. の根の皮である。『本草備要』には「白蘚皮。通。風湿を祛る。気寒は善く行し。味は苦く性は燥。脾胃に入り湿熱を除く。兼て膀胱、小腸に入り水道を行す。関節を通じ、九竅を利し、諸黄、風痺の要薬為り。兼ねて風瘡疥癬、女子陰中腫痛を治す」とある。白蘚皮は、皮膚病に用いる。

〔訳〕白蘚皮は風の邪気を去り筋が弱くなる病気を治し、足の頑痺を治す。

51　〔原文〕旋覆花明目治頭風、而消痰嗽壅。

〔和訓〕旋覆花は目を明らかにし頭風を治し、痰嗽壅を消す。

〔注〕旋覆花 (せんぷくか) は、キク科 Compositae の旋復花 *Inula britannica* L.、又はオグルマ *Inula britannica* L. subsp. *japonica* (Thunb.) Kitamura の花である。『本草備要』には「旋覆花。瀉、気を下し、痰を消す。鹹、能く堅を軟にす。苦辛、能く気を下し水を行す。温、能く血脈を通ず。肺は大腸經に入り、痰結堅痞、唾、膠漆の如く、噫気除かれず、大腸水腫するを消す。頭目風をる」とある。旋覆花は、旋覆代赭石湯に配合される。

〔訳〕旋覆花は眼科疾患や頭痛を治し、気管支炎の症状を治す。

52 〔原文〕又況荊芥穂清頭目便血、疏風散瘡之用。

〔和訓〕また 況 荊芥穂は頭目便血を清し、風を疏し瘡を散じるの用あり。

〔注〕荊芥穂は荊芥と同じである。荊芥 (けいがい) は、シソ科 Labiatae のケイガイ Schizonepeta tenuifolia Briquet の花穂である。『本草備要』には「荊芥。一名は假蘇。軽、宣、表を発し、風を祛る。血辛苦にして温。芳香にして散。肝経の気分に入り、兼て血分を行らす。其の性は升浮、能く汗を発す。風熱を散ず。頭目を清くし、咽喉を利す。傷寒頭痛、身強項直、口面喎邪、目中黒花を治す。其の気温散、能く脾を助け食を消す。血脈を通行す。吐衄腸風、崩中血痢、産後の血運、瘰癧瘡腫を治す。風を捜り、瘀を散じ、結を破り毒を解す。風病、血病、瘡家の要薬為り」とある。荊芥は皮膚病などに用い、荊防敗毒散、消風散、銀翹散、十味敗毒湯などに配合される。

〔訳〕荊芥穂は頭部、眼疾患、下血を治し、風病や皮膚病を治す。

53 〔原文〕瓜蔞根療黄疸毒靨、消渇解痰之憂。

〔和訓〕瓜蔞根は、黄疸、毒靨、消渇を療し、痰の憂を解する。

〔注〕瓜蔞根 (かろうこん) は、栝樓根、天花粉 (てんかふん) と同じである。瓜蔞根は、ウリ科 Cucurbitaceae のチョウセンカラスウリ Trichosanthes kirilowii Maxim. の根である。『本草備要』には「天花粉。火を瀉し、燥を潤し、熱痰を治す。酸能く津を生ず。甘、胃を傷らず。微苦微寒、火を降し燥を潤おし、痰を滑にし渇を解す。肌を生じ、膿を排し、腫を消し、水を行らし、經を通じ、小便利することを止む。熱狂時疾、胃熱黄疸、口燥唇乾、腫毒発背、乳癰瘡痔を治す」とある。瓜蔞根は、仙方活命飲に配合される。

〔訳〕瓜蔞根は、黄疸病、化膿性皮膚病、糖尿病を治し、気管支炎などの痰の病気を治す。

54 〔原文〕地楡療崩漏、止血止痢。

〔和訓〕地楡は崩漏を療し血を止め痢を止む。

〔注〕地楡 (じゅ) は、バラ科 Rosaceae のワレモコウ Sanguisorba officinalis

L. の根である。止血作用がある。『本草備要』には「地楡。濇、血を止む。苦酸微寒。性沈にして、下焦に入る。血熱を除く。吐衄、崩中、腸風、久痢を治す」とある。

〔訳〕 地楡は子宮出血（崩漏）、出血を止め下痢を止む。

55　〔原文〕昆布破疝気、散瘿散瘤。

〔和訓〕昆布は疝気を破り、瘿を散じ瘤を散ず。

〔注〕 昆布は、コンブ科 Laminariaceae のマコンブ *Laminaria japonica* Aresch.、クロメ *Ecklonia kurome* Okam. の葉状体である。『本草備要』には「昆布。功は海藻に同じく、少し滑。性は雄。瘰癧、水腫、陰瘭、膈噎を治す」とある。

〔訳〕 昆布は鼠径ヘルニアや甲状腺腫の治療に用いる。

56　〔原文〕療傷寒、解虚煩、淡竹葉之功倍。

〔和訓〕傷寒を療し、虚煩を解するは、淡竹葉の功は倍なり。

〔注〕 淡竹葉は、竹葉と同じである。竹葉（ちくよう）は、イネ科 Gramineae のハチク *Phyllostachys nigra* Munro var. henonis Stapf の葉である。『本草備要』には「竹葉。上焦の煩熱を瀉す。辛淡甘寒。心を涼し脾を暖くし、痰を消し渇を止む。上焦の風邪、煩熱、咳逆喘促、嘔噦吐血、中風失音、小兒驚癇を除く」とある。竹葉は、竹葉石膏湯などに配合される。

〔訳〕 淡竹葉は、傷寒病や虚煩を治療できる。

57　〔原文〕除結気、破瘀血、牡丹皮之用同。

〔和訓〕結気を除き、瘀血を破り、牡丹皮の用は同じなり。

〔注〕 牡丹皮（ぼたんぴ）は、ボタン科 Paeoniaceae のボタン *Paeonia suffruticosa* Andrews の根皮である。『本草備要』には「牡丹皮。伏火を瀉して血を補う。無汗の骨蒸を退く。辛甘寒微。手足少陰、厥陰に入る。血中の伏火を瀉す。血を和し、血を涼して血を生ず。積血を破り、経脈を通ず。吐衄必用の薬為り。五労、中風、瘈瘲驚癇を治す。煩熱を除き、癰瘡を療す。無汗の骨蒸を退く」とある。牡丹皮は瘀血に用い、大黄牡丹皮湯、犀角地黄湯、桂枝茯苓

丸、八味地黄丸、加味逍遙散などに配合される。

〔訳〕牡丹皮は、結気や瘀血を治療できる。

58　〔原文〕知母止嗽而骨蒸退。

〔和訓〕知母は嗽を止め、骨蒸を退く。

〔注〕知母 (ちも) は、ユリ科 Liliaceae のハナスゲ *Anemarrhena asphodeloides* Bunge の根茎である。『本草備要』には「知母。火を瀉し、水を補い、燥を潤おし腸を滑らかにす。辛苦寒滑。上は肺金を清して、火を瀉す。下は腎燥を潤おして陰を滋す。二経気分の薬為り。痰を消し嗽を定め、渇を止め、胎を安んず。傷寒煩熱、蓐労、骨蒸、燥渇虚煩、久瘧下痢を治す。二便を利し、浮腫を消す」とある。知母は、白虎湯などに配合される。

〔訳〕知母は咳嗽を止め、骨蒸の熱を治療できる。

59　〔原文〕牡蛎澀精而虚汗收。

〔和訓〕牡蛎は精を澀し、虚汗を收む。

〔注〕牡蛎 (ぼれい) は、イタボガキ科 Ostreidae のカキ *Ostrea gigas* Thunberg の貝がらである。『本草備要』には「牡蛎。腸を澀し、水を補い、堅を軟にす。鹹は以て堅を軟げ、痰を化し、瘰癧結核、老血瘕疝を消す。澀は以て脱を収め、遺精崩帯を治す。嗽を止め汗を斂す。大小腸を固む。微寒は以て熱を清し水を補う。虚労煩熱、温瘧赤痢を治す。湿を利し渇を止む。肝腎血分の薬と為す」とある。牡蛎は、桂枝加竜骨牡蛎湯などに配合される。

〔訳〕牡蛎は精を留めて、虚証の汗を止める。

60　〔原文〕貝母清痰止咳嗽而利心肝。

〔和訓〕貝母は、痰を清し咳嗽を止め心肝を利す。

〔注〕貝母 (ばいも) は、ユリ科 Liliaceae のアミガサユリ 浙貝母 *Fritillaria thunbergii* Miq.、川貝母 *Fritillaria cirrhosa* D. Don などの鱗茎である。『本草備要』には「貝母。宣、結を散じ、熱を瀉し、肺を潤し、虚痰を清す。微寒苦。心火を瀉す、肺鬱を辛散す。心肺を潤し、虚痰を清す。虚労煩熱、咳嗽上気、吐血喀血、肺痿肺癰、喉痺、目眩、淋瀝、瘻瘤、乳閉産難を治す」

とある。貝母は、三物白散、当帰貝母苦参丸に配合される。

〔訳〕貝母は、痰や咳嗽を止め心肝を利す効果がある。

61　〔原文〕桔梗開肺利胸膈而治咽喉。

〔和訓〕桔梗は、肺を開き胸膈を利し咽喉を治す。

〔注〕桔梗 (ききょう) は、キキョウ科 Campanulaceae のキキョウ *Platycodon grandiflorum* A. De Candolle の根である。『本草備要』には「桔梗。宣、気血を開提し、寒邪を表散し、上焦の火を瀉す。薬に載り上浮す。苦辛微温。色白く金に属す。肺に入り熱を瀉す。兼て手の少陰心、足陽明胃経に入る。気血を開提し、寒邪を表散す。頭目、咽喉、胸膈の滞気を清利す。凡そ痰壅り喘促、鼻塞、目赤、喉痺咽痛、歯痛、口瘡、肺癰乾咳、胸膈刺痛、下痢腹痛、腹満腸鳴は並に宜し。苦梗以て之を開く。諸薬の舟楫となす」とある。桔梗は、小柴胡湯加桔梗石膏、桔梗湯などに配合される。

〔訳〕桔梗は、肺や胸膈を開き、咽喉の病気を治す。

62　〔原文〕若夫黄芩治諸熱、兼主五淋。

〔和訓〕若し夫れ黄芩は、諸熱を治し兼ねて五淋を主る。

〔注〕黄芩 (おうごん) は、シソ科 Labiatae のコガネバナ *Scutellaria baicalensis* G. の根である。『本草備要』には「黄芩。火を瀉し、湿を除く。苦は心に入り、寒は熱に勝つ。中焦の実火を瀉す。脾家の湿熱を除く。澼痢腹痛、寒熱往来、黄疸五淋、血閉瘡瘍、乳癰発背、及び諸失血を療す。痰を消し、水を逐い、渇を解し、胎を安んず。酒にて炒れば則ち上行して、肺火を瀉し、胸中の気を利す。上焦の風熱、湿熱、火嗽喉腥く、目赤腫痛するを治す。陰を養い陽を退け、膀胱の水を補う」とある。黄芩は、黄芩湯、半夏瀉心湯、葛根黄芩黄連湯、当帰散などに配合される。

〔訳〕黄芩は様々な熱病を治し、五つの尿の淋の病気を主る。

63　〔原文〕槐花治腸風、亦医痔痢。

〔和訓〕槐花は腸風を治し、亦た痔痢を医す。

〔注〕槐花 (かいか) は、マメ科 Leguminosae のエンジュ *Sophora japonica*

L. の花である。『本草備要』には「槐花。熱を瀉し血を涼す。苦涼。色黄は肝大腸の血分に入り血を涼す。風熱目赤、赤白泄痢、腸風、五痔、吐衄崩漏諸血病を治す」とある。

〔訳〕槐花は潰瘍性大腸炎様の慢性大腸炎を治し、また痔疾患や下痢症を治す。

64　〔原文〕常山理痰結而治温瘧。

〔和訓〕常山は痰結を理し温瘧を治す。

〔注〕常山（じょうざん）は、ユキノシタ科 Saxifragaceae の黄常山 *Dichroa febrifuga* Lour. の根である。『本草備要』には「常山。宣、痰を吐し、瘧を截す。通。行水。辛苦而寒。毒有り。能く吐を引き水を行らす。老痰積飲を祛る。専ら諸瘧を治す。然れども悍暴。能く真気を損う。弱き者は慎んで用う」とある。

〔訳〕常山は痰による腫瘤やマラリヤを治す。

65　〔原文〕葶藶瀉肺喘而通水気。

〔和訓〕葶藶は肺喘を瀉し水気を通ず。

〔注〕葶藶（ていれき）は、葶藶子と同じであり、アブラナ科 Cruciferae のクジラグサ *Descurainia sophia* L. Prantl,、ヒメグンバイナズナ *Lepidium apetalum* Willd. などの種子である。『本草備要』には「葶藶。大いに気閉を瀉す。水を行らす。辛苦大寒。火に属し性急なり。大いに能き気を下す。膀胱の水を行らす。肺中水気膹急なる者は、此にあらずんば除くこと能わず。積聚癥結を破り、伏留熱気、腫を消し痰を除き、嗽を止め喘を定む。経を通じ便を利す」とある。葶藶は、葶藶大棗瀉肺湯などに配合される。

〔訳〕葶藶は肺喘や浮腫を治療できる。

66　〔原文〕此六十六種薬性之寒者也。

〔和訓〕此は六十六種の薬性の寒の者なり。

〔訳〕以上の薬は、薬性が寒のものである。

第二章　熱性薬

67　〔原文〕藥有溫熱、又當審詳。

〔和訓〕薬は温熱有り、又た、詳しく 審 にすべし。

〔注〕 審は、つまびらかにする。詳はくわしい、すべての意味。

〔訳〕 薬は温性と熱性が有り、詳細に明らかにすべきである。

68　〔原文〕欲溫中以蓽撥。

〔和訓〕中を温めんと欲するは蓽撥を以てす。

〔注〕 蓽撥 (ひはつ) は蓽菝と同じである。蓽撥は、コショウ科 Piperaceae のヒハツ *Piper Longum* L. の未成熟果穂である。蓽撥は、健胃薬、温裏薬として用いられる。日本漢方ではあまり用いない。

〔訳〕 胃腸を温めるには蓽撥を用いる。

69　〔原文〕用発散以生姜。

〔和訓〕発散に用いるには、生姜を以てす。

〔注〕 生姜 (しょうきょう) は、ショウガ科 Zingiberaceae のショウガ *Zingiber officinale* Roscoe の生の根茎である。『本草備要』には「生姜。宣。寒を散じ、痰を開き、嘔を止む。辛温。陽分を行らし、寒を祛り表を発す。肺気を宣べて鬱を解し中を調う。胃口を暢べて痰を開き食を下す。傷寒頭痛、傷風鼻塞、咳逆嘔噦、胸壅痰膈、寒痛湿瀉を治す。水気を消し、血閉を行らす。神明を通じ、穢悪を去り、暴卒を救う。狐臭を療し凍耳に搽る。半夏、南星、菌蕈、野禽の毒を殺す」とある。日本では、生の生姜 (ひねしょうが)、乾生姜 (生の生姜を乾燥したもの)、乾姜 (蒸して乾燥した生姜) として使い分けている。

〔訳〕 生姜は、発散させる場合に用いる。

70　〔原文〕五味子止嗽痰、且滋腎水。

〔和訓〕五味子は嗽痰を止め、且つ腎水を滋す。

〔注〕　五味子（ごみし）は、マツブサ科 Schisandraceae のチョウセンゴミシ *Schisandra chinensis* Baillon の果実である。『本草備要』には「五味子。肺腎を補う。精気を渋す。性温。五味倶に備わる。酸鹹を多とす、故に専ら肺気を收斂し腎水を滋す。気を益し、津を生じ、陰を強め精を濇す。虚を補い、目を明らかにす。熱を退け汗を斂め、嘔を止め瀉を住め、嗽を寧らかにし喘を定む。煩渇を除き、水腫を消し、酒毒を解す」とある。五味子は、小青竜湯、苓甘姜味辛夏仁湯、射干麻黄湯、生脈散などに配合される。

〔訳〕　五味子は咳嗽や痰を止め、腎水を滋養する。

71　〔原文〕膃肭臍療瘵瘵、更壮元陽。

〔和訓〕膃肭臍は瘵瘵を療し更に元陽を壮す。

〔注〕瘵瘵は肺結核様の疾患である。膃肭臍は、海狗腎（かいくじん）と同じであり、アザラシ科 Phocidae の海豹 アザラシ *Phoco viturina* L.、アシカ科 Otariidae の海狗（膃肭獣）オットセイ Callorhinus ursinus L. の陰茎と睾丸である。海狗腎（膃肭臍）は、性機能減退や勃起不全に用いる。

〔訳〕膃肭臍は、肺結核様の疾患や勃起不全に用いる。

72　〔原文〕原夫川芎怯風湿、補血清頭。

〔和訓〕原夫れ、川芎は風湿を怯り、血を補い頭を清す。

〔注〕　川芎（せんきゅう）は、セリ科 Umbelliferae のセンキュウ *Cnidium officinale* Makino の根茎である。『本草備要』には「川芎。宣、気を行らし、風を捜り血を補い、燥う潤す。辛温升浮。少陽の引経為り。手、足の厥陰に入る。乃ち血中の気薬なり。清陽を助けて、諸鬱を開く。肝の燥を潤おし肝虚を補う。頭目に上行し、血海に下行す。風を捜り、瘀を散じ、経を調えて痛を止む。風湿気頭に在り、血虚頭痛、腹痛脇痛、気鬱血鬱、湿瀉血痢、寒痺筋攣、目涙多涕、風木病を為す、及び癰疽瘡瘍、男婦一切の血証を治す」とある。川芎は、川芎茶調散、四物湯、十全大補湯などに配合される。

〔訳〕川芎は風湿の邪気を除き、補血作用があり、頭部の病気を治療する。

73　〔原文〕続断治崩漏、益筋強脚。

〔和訓〕続断は、崩漏を治し、筋を益し脚を強くす。

〔注〕続断（ぞくだん）は、マツムシソウ科 Dispacaceae のトウナベナ 川続断 *Dipsacus asper* Wall.、及びナベナ 続断 *Dipsacus japonicus* Miq. の根である。『本草備要』には「続断。肝腎を補い、筋骨を理める。苦温。腎を補う。辛温補肝を補う。能く血脈を宣通し筋骨を理める。傷中を主り不足を補い、子宮を暖め、小便を縮し、瘀血を破る。腰痛胎漏、崩帯遺精、腸風血痢、癰痔腫毒を治す。又、金瘡折跌を主る。痛を止め肌を生じる」とある。続断は腰痛、下肢痛に効果がある。

〔訳〕続断は、子宮出血を治し、下肢を丈夫にする効果がある。

74 〔原文〕麻黄表汗以療咳逆。

〔和訓〕麻黄は表汗し、以て咳逆を療す。

〔注〕麻黄（まおう）は、マオウ科 Ephedraceae の麻黄 *Ephedra sinica* Stapf、*E. intermedia* Schrenk et C. A. Meyer、又は *E. equisetina* Bunge の地上茎である。『本草備要』には「麻黄。軽、汗を発し、肌を解す。辛苦にして温。足の太陽に入り、兼て手の少陰、陽明に走りて、肺家の専薬為り。汗を発し、肌を解す。営中の寒邪、衛中の風熱を去り、血脈を調え、九竅を通じ、毛孔を開く。中風傷寒、頭痛温瘧、咳逆上気、痰哮気喘、皮肉不仁、赤黒斑毒、毒風疹痺、目赤腫痛、水腫風腫を治す」とある。麻黄は、麻黄湯、麻杏甘石湯、桂枝二越婢一湯、麻杏薏甘湯、葛根湯、小青竜湯、越婢加朮湯、大青竜湯などに配合される。麻黄は、強い発汗作用があり、気管支喘息などに用いられる。

〔訳〕麻黄は表の発汗作用があり、咳を治す。

75 〔原文〕韭子壮陽而医白濁。

〔和訓〕韭子は、陽を壮にして白濁を医す。

〔注〕韭（きゅう）は、韮と同じで、ヒガンバナ科 Amaryllidaceae のニラ *Allium tuberosum* の種子である。『本草備要』には「韭子。辛甘にして温。肝腎を補う。命門を助け。腰膝を暖む。筋痿遺尿、泄精溺血、白帯白淫を治す」とある。

〔訳〕韮子は、陽を補い白色の帯下を治す。

76 〔原文〕川烏破積、有消痰治風痺之功。

〔和訓〕川烏は積を破り、痰を消し風痺を治す功有り。

〔注〕川烏（せんう）は、烏頭（うず）と同じである。烏頭は、キンポウゲ科 Ranunculaceae のハナトリカブト *Aconitum carmichaeli* Debeaux、又はオクトリカブト *A. japonicum* Thunb. の塊根の母根である。『本草備要』には「川烏。大いに燥し、風を去る。功は附子に同じくして稍緩し。附子は性重峻。脾を温め、寒を逐う。烏頭は性軽疏、脾を温め風を逐う。寒疾は附子に宜し。風疾は烏頭に宜し」とある。烏頭は、烏頭湯、烏頭桂枝湯などに配合される。

〔訳〕川烏は積や痰を治し風痺を治す功能が有る。

77 〔原文〕天雄散寒、為去湿助精陽之薬。

〔和訓〕天雄は、寒を散じ、湿を去り精陽を助ける薬となす。

〔注〕天雄（てんゆう）は、キンポウゲ科 Ranunculaceae のハナトリカブト *Aconitum carmichaeli* Debeaux、又はオクトリカブト *A. japonicum* Thunb. の塊根の細長きものである。『本草備要』には「天雄。大いに燥し、陽虚を補う。辛熱毒有り。下焦命門の陽虚を補う。風寒湿痺を治す。風家の主薬と為す。汗を発し、又た能く陰汗を止む」とある。天雄は、天雄散などに配合される。

〔訳〕天雄は、寒や湿を治し、精と陽を助ける効能がある。

78 〔原文〕観夫川椒達下。

〔和訓〕観るに夫れ川椒は下に達するなり。

〔注〕川椒（せんしょう）と蜀椒（しょくしょう）と山椒（さんしょう）は同じである。山椒は、ミカン科 Rutaceae のサンショウ *Zanthoxylum piperitum* DC. の成熟果皮である。『本草備要』には「山椒。燥。寒湿を散ず。辛熱純陽。肺に入り、汗を発し、寒を散じ、咳嗽を治す。脾に入り、胃を暖め湿を燥し、食を消し脹を除き、治心腹冷痛、吐瀉澼痢、痰飲水腫を治す。右腎は命門に入り、火を補い、腎気上逆、陽衰溲数、洩精癥結を治す。経を通じ、蛔を安ん

ず。鬼蛀、魚蟲の毒を殺す」とある。

（訳）川椒は下に達する効能がある。

79　〔原文〕乾姜暖中。

〔和訓〕乾姜は中を暖む。

〔注〕乾姜（かんきょう）は、黒姜（こくきょう）と同じである。乾姜は、ショウガ科 Zingiberaceae のショウガ *Zingiber officinale* Roscoe の根茎を乾燥したものである。『本草備要』には「乾姜。大いに燥し、陽を回す、宣。脈絡を通ず。生にて用うれば辛温。寒邪を逐い表を発す。炮ずれば則ち辛苦大熱、胃冷を除き中を守る。経を温め血を止む。痰を消し、嘔を定む。臓腑沈寒痼冷を去り、能く悪を去り新を生ず。陽を生じ陰を長ぜしむ。故に吐衄下血、陰有れども陽無き者は之に宜し。補陰薬と同じく亦た能く血薬を引き気分に入りて、血を生ず」とある。乾姜は、四逆湯、白通湯、姜附湯などに配合される。

（訳）乾姜は胃腸を暖める効能がある。

80　〔原文〕胡蘆巴治虚冷之疝気。

〔和訓〕胡蘆巴は、虚冷の疝気を治す。

〔注〕胡蘆巴（ころは）は、マメ科 Leguminosae の胡蘆巴 *Trigonella foenum-graecum* L. の種子である。『本草備要』には「胡蘆巴。燥。腎命を補い、寒湿を除く。苦温純陽。右腎命門に入る。丹田を暖む。元陽を壮にす。腎冷陽気、元に帰する能わず、瘕疝冷気、寒湿脚気を治す」とある。

（訳）胡蘆巴は、虚証で寒証による疝の病気を治す。

81　〔原文〕生卷柏破癥瘕而血通。

〔和訓〕生卷柏は、癥瘕を破り血を通ず。

〔注〕生卷は、卷柏（けんはく）、石上柏（せきじょうはく）と同じである。卷柏は、イワヒバ科 Selaginellaceae の多徳卷柏 *Selaginella doederleiinii* Hieron の全草である。『本草備要』には「卷柏。生は瀉し血を行す。熟は濇、血を止む。生にて用れば、辛平。血を破り経を通ず。炙り用れば辛温。血を止め、腸風を治し、脱肛を収む」とある。

〔訳〕生の巻柏は、癥瘕や血の病を治す。

82 〔原文〕白朮消痰壅、温胃、兼止吐瀉。

〔和訓〕白朮は、痰壅を消し、胃を温め、兼ねて吐瀉を止む。

〔注〕壅はふさぐ、ふさがる意味。白朮（びゃくじゅつ）は、キク科 Compositae の白朮 オオバナオケラ *Atractylodes ovata* の根茎を乾燥したものである。『本草備要』には「白朮。脾を補い湿を燥す。苦は湿を燥す。甘は脾を補う。温は中を和す。血に在りては血を補い、気に在りては気を補う。汗無きは能く発す。汗有るは能く止む。湿を燥かせば、則ち能く小便を利し、津液を生じ、泄瀉を止め、痰水腫満、黄胆湿痺を消す。脾を補えば則ち能く飲食を進む。労倦を去り、肌熱を止め、癥癖を化す。中を和すれば、則ち能く嘔吐を已め、痛を定め、胎を安んず」とある。白朮は、胃の薬であり真武湯や理中湯などに配合される。

〔訳〕白朮は、痰病により生じた壅を消し、胃を温め、嘔吐下痢を止める。

83 〔原文〕菖蒲開心気、散冷、更治耳聾。

〔和訓〕菖蒲は、心気を開き、冷を散じ、更に耳聾を治す。

〔注〕菖蒲（しょうぶ）は、石菖蒲（せきしょうぶ）、水菖蒲と同じである。石菖蒲は、サトイモ科 Araceae のセキショウ *Acorus gramineus* Soland の根茎である。『本草備要』には「石菖蒲。宣。竅を通し、心を補う。辛苦にして温。芳香を散ず。肝を補い心を益す。心孔を開き、九竅を利し、耳目を明にし、音声を発す。湿を去り風を逐う、痰を除き積を消す。胃を開き中を寛ぐ。噤口痢、驚癇、風痺、崩帯胎漏を療す。腫を消し痛を止め、毒を解し虫を殺す」とある。菖蒲は、耳鳴りなどに用いられる。

〔訳〕菖蒲は、心気を補い、冷気を散じ、耳聾を治す効能がある。

84 〔原文〕丁香快脾胃而止吐逆。

〔和訓〕丁香は脾胃を快くして吐逆を止める。

〔注〕丁香（ちょうこうと）丁字（ちょうじ）は同じである。丁香は、フトモモ科 Myrtaceae のチョウジ *Syzygium aromaticum* Merrill et Perry の花蕾である。

『本草備要』には「丁香。燥。胃を暖め、腎を補う。辛温純陽。肺を泄し胃を温む。大に能く腎を療す。陽事を壮す。陰戸を暖め。胃冷壅脹、嘔噦呃逆、奔豚疝癖、腹痛口臭、脳疳風䘌、痘瘡胃虚を治す」とある。

（訳）丁香は脾胃の機能を改善し嘔吐を止める。

85　〔原文〕良姜止心気痛之攻沖。

〔和訓〕良姜は心気痛を止め之を攻め衝く。

（注）良姜（りょうきょう）は、ショウガ科 Zingiberaceae の *Alpinia officinarum* Hance の根茎である。『本草備要』には「良姜。宣、燥、胃を煖め寒を散ず。辛熱。胃を煖め寒を散ず。食を消し酒を醒（さま）す。胃脘冷痛、霍乱瀉痢、吐悪噎膈、瘴瘧冷癖を治す」とある。良姜は、高良姜と同じで、安中散など配合される。

（訳）良姜は、心窩部の痛みを止める効能がある。

86　〔原文〕肉蓯蓉填精益腎。

〔和訓〕肉蓯蓉は精を填め腎を益す。

（注）肉蓯蓉（にくじゅよう）は、ハマウツボ科 Orobanchaceae のホンオニク肉蓯蓉 *Cistanche salsa*（C. A. Mey.）G. Beck、蓯蓉 *Cistanche deserticola* Y. S. Ma の全草である。『本草備要』には「肉蓯蓉。腎命を補い、腸を滑らす。甘酸鹹温。腎経の血分に入り、命門の相火の不足を補い、五臓を滋潤す。髄を益し筋を強くす。五労七傷、絶陽興たず。絶陰産まれず、腰膝冷痛、遺精帯下を治す。経痛、精血を峻補す」とある。便秘などにも用いられる。

（訳）肉蓯蓉は、腎精を益す効能がある。

87　〔原文〕石硫黄暖胃駆蟲。

〔和訓〕石硫黄は、胃を暖め蟲を駆する。

（注）石硫黄（せきいおう）は、鉱物の硫黄（いおう）と同じである。『本草備要』には「石硫黄。燥。陽を補う、蟲を殺す。味酸。毒有り。大熱純陽。命門の真火不足を補う。性、熱と雖も、大腸を疏利す。燥濇の者は与う。同じからず」とある。半硫丸などの便秘薬に配合されるが、有毒であり注意が必要である。

〔訳〕石硫黄は、胃を暖め駆虫の効能がある。

88　〔原文〕胡椒主去痰而除冷。

〔和訓〕胡椒は、痰を去り冷を除くを主る。

〔注〕胡椒（こしょう）は、コショウ科 Piperaceae の胡椒 *Piper nigrum* の果実である。『本草備要』には「胡椒。辛熱純陽。胃を暖め、膈を快し、気を下し痰を消す。寒痰食積、腸滑冷痢、陰毒腹痛、胃寒吐水、牙歯浮熱、痛をなすを治す」とある。

〔訳〕胡椒は、痰を去り冷を除くを主る。

89　〔原文〕秦椒主攻痛而去風。

〔和訓〕秦椒は、痛を攻め風を去るを主る。

〔注〕秦椒（しんしょう）は蜀椒であり、川椒、花椒、山椒と同じである。秦椒はミカン科 Rutaceae の花椒 *Zanthoxylum bungeanum* Maxim. 或いは青椒 *Z. schinifolium* Sieb. et Zucc. の乾燥成熟果皮である。『神農本草経』には、「秦椒。風邪気を治す。中を温め、寒痺を除く」、「蜀椒。中を温め、骨節皮膚死肌、寒湿痺痛を逐う」と秦椒と蜀椒は別々に記載されている。『薬性賦白話譯注』には「秦椒。有毒で、中を温め寒を去り、湿を燥かし風を除く。風寒湿痺、腹中冷痛を治す」とある。

〔訳〕秦椒は、痛を取り風邪を去る効能がある。

90　〔原文〕呉茱萸療心腹之冷気。

〔和訓〕呉茱萸は、心腹の冷気を療す。

〔注〕呉茱萸（ごしゅゆ）は、ミカン科 Rutaceae のゴシュユ *Evodia rutaecarpa* Bentham、又はホンゴシュユ *E. officinalis* Dode の果実である。『本草備要』には「茱萸。燥、風寒湿を散ず。宣、気を下し鬱を開く。辛苦大熱、小毒有り。足太陰、血分、少陰、厥陰の気分に入る。肝を潤し脾を燥し、中を温め気を下し、湿を除き鬱を解し、痰を去り蟲を殺す。腠理を開き、風寒を逐う。厥陰の頭痛、陰毒腹痛、嘔逆呑酸、痞満噎膈、食積瀉痢、血痺陰疝、腸風痔疾、脚気水腫、口舌瘡を生じ、衝脈病と為し、気逆裏急を治す」とある。呉

茱萸は、呉茱萸湯などに配合され、頭痛に用いられる。

〔訳〕呉茱萸は、上腹部の冷による病気を治す効能がある。

91　〔原文〕靈砂定心臟之怔忡。

〔和訓〕靈砂は心臟の怔忡を定む。

〔注〕靈砂（れいしゃ）は、銀朱（ぎんしゅ）のこと。銀朱は、人工的に作られた赤色硫化第二水銀である。有毒であり、丹毒、疥癬、湿疹、火傷に用いられる。

〔訳〕靈砂は、心臟の動悸（怔忡）を治療できる。

92　〔原文〕蓋夫散腎冷、助脾胃、須畢澄茄。

〔和訓〕蓋し夫れ腎冷を散じ、脾胃を助くるは、須らく畢澄茄によろし。

〔注〕畢澄茄（ひっちょうか）は、コショウ科 Piperaceae の畢澄茄 Piper cubeba L. の果実を乾燥したものである。『本草備要』には「畢澄茄一類、二種。主治は胡椒に略同じ」とある。畢澄茄は、散寒止痛の効能があり胡椒とほぼ同じ薬効である。

〔訳〕畢澄茄は腎を温め脾胃を助ける効能がある。

93　〔原文〕療心痛、破積聚、用蓬莪朮。

〔和訓〕心痛を療し、積聚を破るは蓬莪朮を用う。

〔注〕蓬莪朮（ほうがじゅつ）は、莪朮（がじゅつ）と同じである。莪朮は、ショウガ科 Zingiberaceae のガジュツ Curcuma zedoaria Roscoe の根茎である。『本草備要』には「莪朮。瀉。血を破り、気を行らし、積を消す。辛苦気温。肝経血分に入り、気中の血を破り、瘀を消し、経を通じ、胃を開き食を化す。毒を解し痛を止む。心腹諸痛、冷気、酸を吐き、奔豚、痃癖を治す。泄剤為りといえども、亦た能く気を益す」とある。莪朮は、莪朮丸、三稜丸などに配合される。

〔訳〕蓬莪朮は胃痛や腹部腫瘤を治する。

94　〔原文〕縮砂止吐瀉安胎、化酒食之劑。

〔和訓〕縮砂は、吐瀉を止め胎を安んじ、酒食を化すの剤なり。

（注）縮砂（しゅくしゃ）は、砂仁（しゃじん）と同じである。縮砂は、ショウガ科 Zingiberaceae の *Amomum xanthioides* Wall. の種子の塊である。『**本草備要**』には「砂仁。即、縮砂なり。宣、気を行らし。中を調う。辛温、香竄。肺を補い腎を益し、胃を和し脾を醒し、気を快くし、中を調え、結滞を通行す。腹痛痞脹、噎膈嘔吐、上気咳嗽、赤白瀉利、霍乱轉筋、奔豚崩帯を治す。痰を袪り冷を逐い、食を消し酒を醒まし、痛を止め胎を安んず。咽喉口歯の浮熱を散ず」とある。縮砂は、安中散などに配合される。

（訳）縮砂は嘔吐下痢を止め安胎の作用があり、酒食を化す効能がある。

95　〔原文〕附子療虚寒反胃、壮元陽之方。

〔和訓〕附子は虚寒反胃を療し、元陽を壮にするの方なり。

（注）附子（ぶし）は、キンポウゲ科 Ranunculaceae のハナトリカブト *Aconitum carmichaeli* Debeaux、又はオクトリカブト *A. japonicum* Thunb. の塊根で附生するものである。『**本草備要**』には「附子。大いに燥し、陽を回し、腎命の火を補い、風寒湿を逐う。辛甘毒有り。大熱純陽。其の性、浮にして沈まず。其の用、走りて守らず。十二経絡を通行し、至らざる所無し。能く補気の薬を引きて、以て散失の元陽を複す。補血の薬を引きて、以て不足の真陰を滋す。発散の薬を引きて、腠理を開き、以て表に在る風寒を逐う。温暖の薬を引きて、下焦に達し、以て裏に在る寒湿を袪る。三陰傷寒、中寒中風、気厥痰厥、咳逆、嘔噦、膈噎、脾泄、陰毒腹痛、冷痢寒瘧、霍乱転筋、拘攣風痺、癥瘕積聚、小児慢驚、痘瘡灰白、癰疽斂らず、一切の沈寒痼冷の証を治す。経を通じ胎を堕す」とある。附子は、温める効能があり、真武湯、麻黄附子細辛湯、桂枝加朮附湯、八味地黄丸、牛車腎気丸、大防風湯などに配合される。

（訳）附子は虚寒による嘔吐症を治し、陽を盛んにする効能がある。

96　〔原文〕白豆蔲治冷瀉。

〔和訓〕白豆蔲は、冷瀉を治す。

（注）白豆蔲（びゃくずく）は白荳蔲と同じである。白豆蔲は、ショウガ科 Zingiberaceae のビャクズク属植物 *Amomum kravanh* PIERRE ex GAGNEP.

の成熟果実である。『本草備要』には「白荳蔲。宣、気を行し、胃を暖む。辛熱。三焦を流れ行らす。脾胃を温暖して、肺家の本薬たり。滞気を散ず。酒積を消し、寒を除き湿を燥す、食を化し膨を寛す。脾虚瘧疾、感寒腹痛、吐逆反胃、白睛翳膜、太陽経の目の眥（まなじり）の紅筋を治す」とある。白荳蔲は、健胃薬として用いられる。

〔訳〕白豆蔲は、寒冷による下痢を治す。

97　〔原文〕療癩止痛於乳香。

〔和訓〕癩を療し痛を止むは、乳香なり。

〔注〕乳香（にゅうこう）は、カンラン科 Burseraceae の *Boswellia carterii* Birdw.、その他同属植物の樹幹から滲出した樹脂である。『本草備要』には「乳香。宣。血を活かし、筋を伸ぶ。香竄心に入る。苦温は腎を補い、辛温は十二経を通ず。能く風を去り筋を伸べ、血を活かし気を調へ、裏を托し心を護る。生を肌じ痛を止む。心腹諸痛、口噤耳聾、癰疽瘡腫、産難折傷を治す。亦た癲狂を治す」とある。乳香は、止痛作用があり、皮膚化膿症などに用い、仙方活命飲などに配合される。

〔訳〕乳香は、皮膚の化膿症や痛を取る効能がある。

98　〔原文〕紅豆蔲止吐酸。

〔和訓〕紅豆蔲は吐酸を止む。

〔注〕紅豆蔲（こうずく）は、紅蔲と同じである。紅豆蔲は、ショウガ科 Zingiberaceae のナンキョウソウ *Alpinia galanga* L. Wild. の果実である。出典は、『薬性論』である。『本草備要』には記載がない。温中散寒、行気鎮痛の効能がある。

〔訳〕紅豆蔲は胃酸を吐くのを止める効能がある。

99　〔原文〕消血殺蟲於乾漆。

〔和訓〕血を消し蟲を殺すは乾漆なり。

〔注〕乾漆（かんしつ）は、ウルシ科 Anacardiaceae のウルシ 漆 *Toxicodendron vernicifluum* Stokes の樹幹からとったうるしを乾燥したものである。『本草

備要』には「漆。瀉。血を破り、積を消し、蟲を殺す。辛温。毒有り。功は
専ら血を行し蟲を殺す。年深き堅結の積滞を削る。日久しき凝結の瘀血を破
る。筋骨絶傷を続き、傳尸労瘵、痃癖蛔蟲を治す」とある。乾漆は、駆瘀血
の効能があり、大黄䗪虫丸などに配合される。

〔訳〕乾漆は、駆瘀血や殺虫の効能がある。

100 〔原文〕豈知鹿茸生精血、腰脊崩漏之均補。

〔和訓〕豈に鹿茸は精血を生じ、腰脊崩漏の均しく補うを知る。

〔注〕鹿茸（ろくじょう）は、シカ科 Cervidae のマンシュウジカ *Cervus elaphus*
L. var. *xanthopygus* Milne-Edwards、ニホンジカ *Cervus nippon* Temminck
var. *mantchuricus* Swinhoe の雄の幼角である。『本草備要』には「鹿茸。陽
虚を大いに補う。精血を生ず。甘温、純陽。精を生じ髓を補う。血を養い陽
を助け、筋骨を強くし、陽道を堅くす。腰腎虚冷、四肢酸痛、頭眩眼黒、崩
帯遺精、一切の虚損労傷を治す」とある。鹿茸は、腰痛、勃起不全など用いる。

〔訳〕鹿茸は精や血を生じ、腰痛や子宮出血に対する効能がある。

101 〔原文〕虎骨壮筋骨、寒湿毒風之並怯。

〔和訓〕虎骨は筋骨を壮にし、寒湿毒風、之を並びに怯る。

〔注〕並は、ならびに、ともにの意味。怯は、おびえる、おそれる。虎骨（こ
っ）は、ネコ科 Felidae の虎 *Panthera tigris* の骨である。『本草備要』には「虎
骨。宣。風を去り、骨を健にす。味辛微熱。虎は金に属し木を製す。故に嘯
りて風生ず。風を追い骨を健にし、痛を定め邪を辟く。風痺、拘攣疼痛、驚
悸顛癇、犬咬骨哽を治す」とある。虎骨は入手困難であり、他のネコ科の動
物の骨で代用する場合がある。

〔訳〕虎骨は壮筋骨を強くし、寒湿毒風を共に去る。

102 〔原文〕檀香定霍乱、而心気之痛愈。

〔和訓〕檀香は霍乱を定め、心気の痛みを愈す。

〔注〕檀香（だんこう）は、白檀、白檀香（びゃくだんこう）と同じである。檀香は、
ビャクダン科 Santalaceae のビャクダン 白檀 檀香 *Santalum album* である。

『本草備要』には「檀香。宣。気を理め脾を補う。辛温。脾肺を調え、胸膈
を利す。邪悪を能く引きて胃気を去る。上り升す。飲食を進む。気を理むる
の要薬為り」とある。檀香は気の病、気滞に用いる。

（訳）檀香は嘔吐下痢症、心窩部痛を治す。

103　〔原文〕鹿角秘精髄、而腰脊之痛除。

〔和訓〕鹿角は精髄を秘し、腰脊の痛み除く。

〔注〕鹿角（ろっかく）は、シカ科 Cervidae のマンシュウアカジカ Cervus
elaphus L. var. xanthopygus Milne-Edwards、マンシュウジカ Cervus nippon
Temminck var. mantchuricus Swinhoe の雄の骨質の角である。『本草備要』
には「鹿角。陽を補う。鹹温。生にて用れば、則ち熱を散じ、血を行し、腫
を消す。邪を辟け、夢に鬼と交るを治す」とある。鹿角は鹿茸の代用品とし
て用いる。

（訳）鹿角は精髄を隠れ持ち、腰脊の痛みを除く効能がある。

104　〔原文〕消腫益血於米醋。

〔和訓〕腫を消し血を益すは米醋なり。

〔注〕米醋は、酢のことで、酢酸を 3-5% 程度含む調味料である。『本草備要』
には「醋。澀。気血を斂め、癰腫を消す。酸温。瘀を散じ、毒を解す。気を
下し食を消す。心腹血気痛、産後血暈を治す。胃気を開く。水気を散じ、癥
結痰癖、疸黄癰腫を消す。魚肉菜蕈諸蟲毒を殺す」とある。

（訳）醋は、癰腫を消し補血の効能がある。

105　〔原文〕下気散寒於紫蘇。

〔和訓〕気を下し寒を散ずるは紫蘇となす。

〔注〕紫蘇（しそ）は、シソ科 Labiatae のシソ Perilla frutescens Britton var.
acuta Kudo、又はチリメンジソ Perilla frutescens Britton var. crispa
Decaisne の葉及び枝先である。『本草備要』には「紫蘇。宣。表を発し、寒
を散ず。味辛は気分に入る。色紫は血分に入る。香温は寒を散ず。心を通じ
肺を利し、胃を開き脾を益す。汗を発し、肌を解し、血を和し、気を下す。

中を寛くし痰を消し、風を祛り、喘を定む。痛を止め、胎を安んず。大、小
腸を利し、魚、蟹毒を解す」とある。紫蘇は、発汗作用や気を下す作用、魚
毒を解する効能があり、香蘇散などに配合される。

〔訳〕紫蘇は、気を下したり寒を散ずる効能がある。

106 〔原文〕扁豆助脾。

〔和訓〕扁豆は脾を助く。

〔注〕扁豆 (へんず) は、白藊豆 (はくへんず)、白扁豆と同じであり、マメ科
Leguminosae のフジマメ *Dolichos lablab* の種子である。『本草備要』には「扁
豆。脾を補い、暑を消し、湿を除く。甘温腥香。色白微黄。脾の穀なり。脾
を調え胃を暖め、三焦を通利し、濁を降し清を升し、暑を消し、湿を除く。
渇を止め瀉を止む。専ら中宮の病を治す。酒毒、河豚毒を解す」とある。

〔訳〕扁豆は、胃腸機能を助ける効能がある。

107 〔原文〕則酒有行薬破結之用。

〔和訓〕則ち酒は、薬を行し結を破るの用有り。

〔注〕酒 (さけ) は、エタノールを含む飲料である。『本草備要』には「酒。宣。
薬勢を行す。辛きは能く散ず。苦は能く降す。甘き者は中に居て緩し、厚き
者は熱して毒あり、淡き者は小便を利し。用いて響導と為す。以て一身の表
に通行すべし。薬を引きて、極高の分に至る。熱飲は肺を傷り、温飲は中を
和す。少し飲めば則ち血を和し気を行し、神を壮にし寒を禦ぐ。興を遣り愁
を消す、邪を辟け穢を逐う。水藏を暖め、薬勢を行せ、過飲すれば則ち神を
傷り血を耗す。胃を損し精を爍す。火を動じ痰を生じ、怒を発す。欲を助け、
湿熱諸病を生ずるを致す」とある。酒は、栝樓薤白白酒湯などに配合される。

〔訳〕酒は、薬を行して、塊_{めぐら}を破る効能がある。

108 〔原文〕麝香開竅。

〔和訓〕麝香は竅を開く。

〔注〕麝香 (じゃこう) は、シカ科 Cervidae のジャコウジカ *Moschus moschiferus*
の雄の麝香腺分泌物を乾燥したもの。『本草備要』には「麝香。宣、竅を通ず。

辛温香竄。経絡を開き、諸竅を通し、肌骨を透し、卒中、諸風、諸気、諸血、諸痛、痰厥驚癇、癥痕、癢瘤、鼻窒、耳聾、目翳、陰冷を治す」とある。

（訳） 麝香は、人体の竅を開く効能がある。

109　（原文）則葱為通中發汗之需。

（和訓） 則ち葱は中を通じ、汗を発するの需と為す。

（注） 需 (じゅ) は、待つ、もとめるの意味。葱 (ねぎ) は、ネギ科 Alliaceae のネギ 葱 *Allium fistulosum* L. である。『本草備要』には「葱。軽。宣、表を発し、裏を和し、陽を通し血を活かす。生は辛散。熟は甘温。外実し中空し、肺の菜なり。肺は皮毛を主る。其の陽明に合する。故に汗を発し、肌を解し以て上下陽気を通ず。傷寒頭痛、時疾熱狂、陰毒腹痛を治す。目睛を益す。耳鳴を利し、二便を通ず。気通れば則血活す。故に吐血衄血、便血痢血、折傷血出、乳癰風痺を治す。乳を通じ胎を安んじ、婦人妊娠傷寒は葱白一物湯にて、汗を発し、胎を安んじ、生姜を加えて亦た佳なり。気を通じ故に能く毒を解し、薬毒、魚肉毒、蚯蚓毒を殺す。猘犬傷に塗る」とある。葱は、白通湯、通脈四逆湯などに配合される。

（訳） 葱は胃腸の機能を改善し発汗作用がある。

110　（原文）嘗観五靈脂治崩漏、理血気之刺痛。

（和訓） 嘗て観たことには、五靈脂は崩漏を治し血気の刺痛を理む。

（注） 五靈脂 (ごれいし) は、ムササビ科 Petauristidae の動物 *Trogopterus xanthipes* Milne-Edwards の糞便である。『本草備要』には「五靈脂。瀉。血を行し、痛を止む。甘温純陰。気味俱厚し。肝経血分に入り。血脈を通利す。血を散じ血を和す。血閉は能く通じ、経多くは能く止む。血痺血積、血眼血痢、腸風崩中、諸の血病を治す。心腹血気、一切諸痛を止む。風を除き痰を化し、虫を殺し積を消す。驚疳、瘧疝、蛇蠍蜈蚣の傷を治す」とある。五靈脂は、失笑散などに配合される。

（訳） 五靈脂は子宮出血や瘀血による疼痛を治す。

111 （原文）**麒麟竭止血出、療金瘡之傷折。**

（和訓）**麒麟竭は、血出づるを止め、金瘡の傷折を療する。**

【注】麒麟竭 (きりんけつ) は、血竭 (けっけつ) と同じである。血竭は、ヤシ科 Palmae のキリンケツヤシ *Daemonorops draco* BL. の果実が分泌する紅色樹脂を塊状に固めたものである。『本草備要』には「血竭。内傷血聚、金瘡折跌、瘡口不合を治す。痛みを止め肌を生ず」とある。現代中国では、止血の外用薬として用いられる。筆者は 30 年程前に、中国南方の国立薬用植物園を訪問した折りに血竭と血竭の起原植物を見学したことがあった。血竭は、日本ではほとんど用いられない。

【訳】血竭は、刃物などによる出血に外用して止める効能がある。

112 （原文）**麋茸壮陽以助腎。**

（和訓）**麋茸は、陽を壮し以て腎を助ける。**

【注】麋茸 (びじょう) は、シカ科 Cervidae の動物 麋鹿 (ビロク) *Elaphueus davidianus* のまだ骨化せず茸毛のついた幼角である。麋茸は『本草備要』には記載がない。

【訳】麋茸は、陽を盛んにし腎を補う効能がある。

113 （原文）**当帰補虚而養血。**

（和訓）**当帰は虚を補い血を養う。**

【注】 当帰 (とうき) は、セリ科 Umbelliferae のトウキ *Angelica actiloba* Kitagawa、又は、その近縁植物の根である。『本草備要』には「当帰。血を補い、燥を潤おし、腸を滑らかにす。甘温は血を和し、辛温は内寒を散ず。苦温は心を助け寒を散ず。心肝脾に入りて、血中の気薬為り。虚労寒熱、咳逆上気、温瘧、澼痢、頭痛腰痛、心腹諸痛、風痙汗無く、痿痺癥瘕、癰疽瘡瘍、衝脈病を為し、気逆裏急、帯脈病を為し、腹痛満、腰溶溶として水中に坐するが如き、及び婦人の諸不足、一切の血証、陰虚にして陽の附する所無き者を治す。腸胃を潤おし、皮膚を澤し、血を養い肌を生じ、膿を排し痛を止む。然れども大腸を滑らかにし瀉する者は用うることを忌む」とある。当帰は、補血の効能があり、当帰芍薬散、当帰四逆加呉茱萸生姜湯、四物湯、

十全大補湯などに配合される。

〔訳〕当帰は、補血の効能がある。

114　〔原文〕烏賊骨止帯下、且除崩漏目翳。

〔和訓〕烏賊骨は、帯下を止め、且つ崩漏目翳を除く。

〔注〕烏賊骨（うぞくこつ）は、烏賊魚骨、海螵蛸とも言い、コウイカ科 Sepiidae のコウイカ *Sepia esculenta* Hoyle の甲である。『神農本草経』には「烏賊魚骨。女子漏下、赤白経汁、血閉、陰蝕腫痛、寒熱癥瘕、無子を治す」とある。

〔訳〕烏賊骨は、帯下や子宮出血、眼の角膜に白斑を生じる病気を治す。

115　〔原文〕鹿角膠住血崩、能補虚羸労絶。

〔和訓〕鹿角膠は血崩を住む、能く虚羸労絶を補う。

〔注〕住は、止むという意味がある。鹿角膠（ろっかくきょう）は、鹿角を煎じつめて作ったもの。鹿角は、シカ科 Cervidae のマンシュウジカ *Cervus elaphus* L. var. *xanthopygus* Milne-Edwards、ニホンジカ *Cervus nippon* Temminck var. *mantchuricus* Swinhoe の雄の骨質の角である。

〔訳〕鹿角膠は子宮出血や虚証を治す効能がある。

116　〔原文〕白花蛇治癩瘓、療風癢之癬疹。

〔和訓〕白花蛇は癩瘓を治し風癢の癬疹を療す。

〔注〕癩瘓は脳卒中などのこと。風癢の癬疹は、湿疹、蕁麻疹などを指す。白花蛇（びゃっかだ）には大小の２種がある。大型のもの（蘄蛇）はクサリヘビ科 Viperidae ノヒャッポダ *Agkistrodon acutus* GUNTHER の内臓を除去して乾燥したものであり、小型のもの（金銭白花蛇）はコブラ科 Elapidae のアマガサヘビ *Bungarus multicinctus* BLYTH. 幼蛇から内臓を除去して乾燥したものである。『本草備要』には「白花蛇。宣。風湿を祛る。甘鹹而温。蛇善行き数蛻す。風の善く行き数変如し。花蛇又は石南を食し、故に能く臓腑を内走す。皮膚に外徹す。骨を透り風を捜り、驚を截し搐を定む。風湿癩瘓、大風疥癩を治す」とある。『訂補薬性提要』には、「白花蛇。甘鹹温。骨を透

す。風を捜す。驚を定む。搐搦を治す」とある。

〔訳〕白花蛇は脳卒中や湿疹、蕁麻疹を治す。

117　〔原文〕烏梢蛇療不仁、去瘡瘍之風熱。

〔和訓〕烏梢蛇は、不仁を療し、瘡瘍の風熱を去る。

〔注〕不仁は手足のしびれのこと。烏梢蛇（うしょうだ）は、ナミヘビ科 Colubridae の Zaocys dhumnades CANTOR の内臓を除去して乾燥したものである。『本草備要』には「烏梢蛇。宣。風湿を去る。功用は白花蛇に同じ。性善く毒無し。物を噬まず。眼光死に至って枯れず」とある。

〔訳〕烏梢蛇は、手足の知覚障害や風熱による瘡瘍を治す。

118　〔原文〕烏薬有治冷気之理。

〔和訓〕烏薬は、冷気を治するの理有り。

〔注〕烏薬（うやく）は、クスノキ科 Lauraceae のテンダイウヤク Lindera strychnifolia F. Villars の肥大した根である。『本草備要』には「烏薬。宣。気を順す。辛温香竄。脾肺の二経に入り、能く胸腹邪逆の気を疏し、一切の腫痛の気に属する者の皆治す可し。気順すれば則ち風散じ、故に用て以て、中風、中気、及び膀胱冷気、反胃吐食、霍乱瀉痢、女人血凝り気滞り、小児蚘蛔を治す。外瘡癤疥癘の如き、皆、血逆、気を理め亦た可之を治すべく成る。猫犬の百病を療す」とある。烏薬は冷えによる腹痛などに用い、烏苓通気湯、烏薬順気散などに配合される。

〔訳〕烏薬は、冷気による腹部症状を治する効能がある。

119　〔原文〕禹餘糧乃療崩漏之因。

〔和訓〕禹餘糧は乃ち崩漏の因を療する。

〔注〕禹余糧（うよりょう）は、粘土を内蔵する褐鉄鉱 Limonitum である。『本草備要』には「禹余糧。重。濇。下を固む。甘平性濇。手足の陽明、血分の重剤。能く下を固む。咳逆、下痢、血閉、血崩を治す。又た能く生を催す」とある。禹餘糧は、下痢などに用い赤石脂禹餘糧湯に配合される。

〔訳〕禹余糧は、子宮出血を治す。

120　〔原文〕巴豆利痰水、能破寒積。

〔和訓〕巴豆は痰水を利し、能く寒積を破る。

〔注〕巴豆（はず）は、トウダイグサ科 Euphorbiaceae のハズ *Croton tiglium* L. の種子である。『本草備要』には「巴豆。大いに燥し、大いに瀉す。辛熱にして大毒有り。生は猛にして熟は少し緩し。升る可く降る可く。能く止め能く行く。竅を開き滞を宣ぶ、臓腑の沈寒を去る。関を斬り門を奪うの将為り。血瘕痰癖、気痞食積、生冷硬物に傷られし所、大腹水腫、瀉痢驚癇、口喎耳聾、牙痛喉痺を破る。其の毒性も又た能く、蟲を殺し、毒を解す。瘡瘍、蛇蝎の諸毒を療す」とある。巴豆は、たいへん強い下剤であり三物備急丸、走馬湯などに配合される。

〔訳〕巴豆は痰水などの水毒や寒による便秘を治す効能がある。

121　〔原文〕独活療諸風、不論新久。

〔和訓〕独活は諸風を療す、新久を論ぜず。

〔注〕独活（どっかつ）は、セリ科 Apiaceae のシシウド *Angelica pubescens* やウコギ科 Araliaceae のウド *Aralia cordata* Thunberg の根である。現在日本では、ウドが独活として流通している。『本草備要』には「独活。宣、伏風を捜し、湿を去る。辛苦微温。気緩く善く捜る、足の少陰（腎）気分に入り、以て伏風を理す。本経の傷風頭痛、頭旋目眩、痙癇湿痺、奔豚疝瘕を治す」とある。独活は、関節炎、関節リウマチなどに用いられ、独活寄生湯、独活葛根湯などに配合される。

〔訳〕独活は様々な風の邪気による病気を治す。新しい古いは無関係に用いる。

122　〔原文〕山茱萸治頭暈遺精之薬。

〔和訓〕山茱萸は、頭暈、遺精を治す薬なり。

〔注〕山茱萸（さんしゅゆ）は、ミズキ科 Cornaceae のサンシュユ *Cornus officinalis* Siebold et Zuccarini の偽果の果肉である。『本草備要』には「山茱萸。平。肝腎を補い、精気を濇す。辛温酸濇。腎を補い、肝を温む。精を固くし、気を秘し、陰を強くし陽を助く。五臓を安んず。九竅を通じ、腰膝

を暖め、小便を縮む。風寒湿痺、鼻塞目黄にて、耳鳴耳聾するを治す」とある。山茱萸は、八味地黄丸などに配合される。

〔訳〕 山茱萸は、頭暈や遺精を治す。

123　〔原文〕白石英医咳嗽吐膿之人。

〔和訓〕 白石英は咳嗽、吐膿の人を医す。

〔注〕 白石英 (はくせきえい) は、水晶 rock crystal SiO_2 で、和名はシロスイショウである。白石英は、正倉院薬物の帳外品として現存している。『本草備要』には「白石英。重。肺を潤す。甘辛微温。肺の大腸経の気分の薬なり。潤し以て燥を去り、小便を利し、大腸を実す。肺痿吐膿、咳逆上気を治す」とある。

〔訳〕 白石英は、咳嗽や膿を吐く患者を治す。

124　〔原文〕厚朴温胃而去嘔脹、消痰亦験。

〔和訓〕 厚朴は、胃を温め嘔脹を去り、痰を消す亦験あり。

〔注〕 験は効能の意味である。厚朴 (こうぼく) は、モクレン科 Magnoliaceae のホオノキ *Magnolia obovata* Thunb.、*M. officinalis* Rehder & Wilson、又は *M. officinalis* Rehder & Wilson var. *biloba* Rehder & Wilson の樹皮である。『本草備要』には「厚朴。瀉。気を下し、満を散ず。苦降、能く実満を瀉す。辛温、能く湿満を散ず。足の太陰陽明に入る。胃を平にし中を調え、痰を消し食を化す、腸胃を厚くし、結水を行らし、宿血を破り、臓蟲を殺す。反胃嘔逆、喘咳瀉痢、冷痛霍乱を治す」とある。厚朴は、半夏厚朴湯、平胃散などに配合される。

〔訳〕 厚朴は、胃を温め腹満や痰を消す効能がある。

125　〔原文〕肉桂行血而療心痛、止汗如神。

〔和訓〕 肉桂は、血を行し心痛を療し、汗を止むこと神の如し。

〔注〕 肉桂 (にくけい) は、桂皮と同じものであり、クスノキ科 Lauraceae の桂 *Cinnamomum cassia* Blume の粗皮を除いた樹皮である。『本草備要』には「肉桂。大いに燥し、腎命の火を補う。辛甘大熱、気厚く純陽。肝腎の血

分に入り、命門の相火の不足を補う。陽を益し、陰を消す。沈寒痼冷の病を
治す。能く汗を発し、血脈を疏通し、百薬を宣導する。営衛風寒、表虚自汗、
腹中冷痛、咳逆結気を去る。木、桂を得て枯る。又た能く肝風を抑えて、脾
土を扶く。従て目赤腫痛、及び脾虚悪食、湿盛泄瀉を治す。経を通じ胎を堕
す」とある。肉桂は、桂枝湯などに配合される。

〔訳〕肉桂は、血行を改善し心痛を治し、止汗作用がある。

126　〔原文〕是則鯽魚有温胃之功。

〔和訓〕是れ則ち鯽魚は、胃を温むの功有り。

〔注〕鯽魚（そくぎょ）は、鮒、鯽、フナとも言い、コイ科 Cyprinidae のフナ
属 Carassius の魚である。『本草備要』には「鯽魚。土を補う。和胃甘温。
諸魚は火に属す。独り鯽は土に属す。土は能く水を製す。故に胃を和し腸を
実し、水を行すの功有り」とある。

〔訳〕鯽魚は、胃を温める効能がある。

127　〔原文〕代赭乃鎮肝之剤。

〔和訓〕代赭は乃ち肝を鎮める剤なり。

〔注〕代赭は代赭石（たいしゃせき）と同じである。代赭石は天然の赤鉄鉱
Haematite である。『本草備要』には「代赭石。重、虚逆を鎮む。苦寒。血
気を養う、血熱を除く。平血熱、肝と心包とに入り、専ら二経血分の病、吐
衄崩帯、胎動産難、小児慢驚を治す」とある。

〔訳〕代赭は鎮肝剤である。

128　〔原文〕沈香下気補腎、定霍乱之心痛。

〔和訓〕沈香は、気を下し腎を補う、霍乱の心痛を定む。

〔注〕沈香（じんこう）は、ジンチョウゲ科 Thymelaeaceae の高木の *Aquilaria
agallocha* である。正倉院に保存されている「蘭奢侍（らんじゃたい）」である。『本草備要』
には「沈香。重。宣。気を調え、陽を補う。辛苦。性温。諸木皆な浮いて、
沈香独り沈む、故に能く気を下し痰涎を墜す。能く降りまた能く升る。気香
しく脾に入る。故に能く諸気を理めて中を調う。色黒く、体は陽。故に右腎

149

命門に入り、精を暖め陽を助け、気を行し気を傷らず、中を温め火を助けず。
冷風麻痺、心腹疼、噤口痢、気痢気淋、癥結邪悪を治す」とある。

〔訳〕沈香は、気を下し腎を補う効能があり、嘔吐下痢症の心窩部痛を治す。

129　〔原文〕橘皮開胃去痰、導壅滞之逆気。

〔和訓〕橘皮は胃を開き痰を去り、壅滞の逆気を導く。

〔注〕橘皮（きっぴ）は、橘柚（きつゆう）、陳皮（ちんぴ）と同じである。陳皮は、
ミカン科 Rutaceae のウンシュウミカン *Citrus unshiu* Marc.、その他近縁植
物の成熟果皮である。『本草備要』には「陳皮。能く燥し、能く宣す。補有
り瀉有り、升る可く降る可し。辛は能く散ず。苦は能く燥し能く瀉す。温は
能く補い能く和す。補薬と同じくすれば則ち補い、瀉薬には則ち瀉し、升薬
には則ち升り、降薬には則ち降す。脾肺の気分の薬為り。中を調え膈を快し
く、滞を導き痰を消す。利水破症、五臓を宣通し、百病を統治す。皆、其の
気を理め湿を燥するの功を取る。多く服し久しく服せば、人の元気を損す」
とある。陳皮は、気をめぐらせる薬であり健胃薬や去痰薬として用い、二陳
湯、六君子湯、温胆湯などに配合される。

〔訳〕橘皮は胃を調え痰を治し、気の滞を改善する。

130　〔原文〕此六十六種薬性之熱者也。

〔和訓〕此の六十六種の薬性は熱なり。

〔訳〕此の六十六種の薬性は熱である。

第三章　温性薬

131　〔原文〕温薬総括、医家素諳。

〔和訓〕温薬は総て括り、医家は素に諳ず。

〔注〕括はくくる、集めるの意味。素は常にの意味。諳は暗記すること。

〔訳〕温薬を総て集めてあり、医師は常に暗記すること。

132　〔原文〕木香理乎気滞。

〔和訓〕木香は気滞を理む。

〔注〕木香（もっこう）は、キク科 Compositae のトウヒレン属植物 *Saussurea lappa* Clarke の根である。『本草備要』には「木香。宣。気を行す。辛苦にして温。三焦気分の薬、能く諸気を升降す。肺気を泄し、肝気を疏し、脾気を和す。一切の気痛、九種心痛、嘔逆反胃、霍乱瀉痢、後重癃閉、痰壅気結、痃癖癥塊、腫毒蟲毒、衝脈病を為す。気逆裏急を治す。鬼物を殺し、瘴霧を禦ぎ、腋臭を去り、大腸を寛し、食を消し胎を安んず」とある。木香は、香砂六君子湯などに配合される。

〔訳〕木香は気滞を治す。

133　〔原文〕半夏主於痰湿。

〔和訓〕半夏は痰湿を主る。

〔注〕半夏（はんげ）は、サトイモ科 Araceae のカラスビシャク 半夏 *Pinellia ternata* (Thunb.) Breitenbach の塊根である。『本草備要』には「半夏。宣、鬱を散じ、湿痰を燥し、腎燥を潤す。辛温、毒有り。體滑らかに性燥。能く走り能く散ず。能く燥し能く潤す。胃を和し脾を健にし、肝を補い、腎を潤す。湿を除き痰を化し、表を発し鬱を開く。逆気を下す。煩嘔を止め、音聲を発し、水道を利す。暴卒を救う。咳逆、頭眩、痰厥頭痛、眉棱骨痛、咽痛、胸脹、傷寒寒熱、痰瘧不眠、反胃吐食を治す。痞を散じ、癭を除き、腫を消し汗を止む。孕婦は之を忌む」とある。半夏は、鎮咳去痰作用、鎮嘔作用が

あり、小青竜湯、小半夏加茯苓湯、半夏白朮天麻湯に配合される。

〔訳〕半夏は痰と湿邪を取る効能がある。

134 〔原文〕蒼朮治目盲、燥脾去湿宜用。

〔和訓〕蒼朮は目盲を治し、脾を燥し湿を去るに宜しく用う。

〔注〕蒼朮（そうじゅつ）は、キク科 Compositae の蒼朮 *Atractylodes lancea* (Thunb.) DC. ホソバオケラの根茎である。『本草備要』には「蒼朮。脾を補い、湿を燥す。宣。気を升し、鬱を散ず。甘温、辛烈。胃を燥かし脾を強くす、汗を発し、湿を除く。能く胃中の陽気を升発す。吐瀉を止め、痰水を逐い、腫満を消し、悪気を辟る。風寒湿を散ず。痿を治する要薬為り。又た能く総て痰、火、気、血、湿、食、六鬱及び脾湿下流、腸風帯濁を解す」とある。

　日本漢方では「朮」とあればほとんどすべて蒼朮を用いる。蒼朮は、二朮湯、薏苡仁湯、疎経活血湯、大防風湯、平胃散、胃苓湯などに配合される。蒼朮の効能として眼に関する記述は通常の本草書ではあまりみられないが、『聖恵方』には「雀目を治す」とある。

〔訳〕蒼朮は目盲を治し、脾を燥し湿を去る効能がある。

135 〔原文〕蘿蔔去膨脹、下気治麺尤堪。

〔和訓〕蘿蔔は膨脹を去り、気を下す麺を治すに尤も堪しい。

〔注〕蘿蔔（ダイコン、らふく）は、莱菔（らいふく）と同じである。蘿蔔は、アブラナ科 Curciferae のダイコン *Raphanus sativus* L. である。種は莱菔子（らいふくし）である。

〔訳〕蘿蔔は腹部膨満や気を下し麺を消化する効能がある。

136 〔原文〕況夫鍾乳粉補肺気、兼療肺虚。

〔和訓〕況や夫れ鍾乳粉は肺気を補い、兼ねて肺虚を療す。

〔注〕鍾乳粉（しょうにゅうふん）は鍾乳石（しょうにゅうせき）stalactite の粉末である。『本草備要』には「鍾乳。陽を補う。甘温。陽明気分の薬なり。木石の精なり。陰を強め陽を益し、百節を通し、九竅を利す。虚労、之を服せば令人をして陽気暴に充ち、飲食は倍に進み、形体病壮盛にしてを補う」とある。

浅田宗伯は「鐘乳。味甘温。虚損泄精を主り、消渇を治す」と述べている。

（訳）鍾乳粉は肺気を補い、肺虚を治す効能がある。

137　〔原文〕青塩治腹痛、且滋腎水。

〔和訓〕青塩は腹痛を治し、且つ腎水を滋す。

【注】青塩（せいえん）は、大青塩（だいせいえん）とも言い、ハロゲン化物類の鉱石塩の結晶であり、青海で主に産する。効能は、涼血明目である。『本草備要』には「青塩。腎を補い、血熱を瀉す。甘酸にして寒は、腎経に入り、水臓を助け、血熱を平く。治目痛赤瀾、吐血溺血を治す。骨を堅め歯を固くし、目を明らかにし、髪を烏くす。余は食塩に同じ」とある。

（訳）青塩は腹痛を治し、腎水を補う。

138　〔原文〕山薬而腰湿能医。

〔和訓〕山薬は腰の湿を能く医す。

【注】山薬（さんやく）は薯蕷（しょよ）と同じであり、ヤマノイモ科 Dioscoreaceae のヤマノイモ Dioscorea japonica Thunberg、又はナガイモ D. batatas Decaisne の周皮を除いた根茎である。『本草備要』には「山薬。脾肺を補い、気精を濇す。色白は肺に入る。味甘は脾に帰す。脾肺二経に入り、其の不足を補い、其の虚熱を清す。腸胃を固め、皮毛を潤おし、痰涎を化し、瀉痢を止む。肺は腎の母と為す。故に又た腎を益し陰を強くし、虚損労傷を治す。脾は心の子と為す。故又た能く心気を益す。遺精健忘を治す」とある。山薬は、八味地黄丸などに配合される。

（訳）山薬は湿邪による腰の病気を治す効能がある。

139　〔原文〕阿膠而痢嗽皆止。

〔和訓〕阿膠は、痢、嗽、皆止む。

【注】阿膠（あきょう）は、ウマ科 Equidae のロバ Equus asinus L. の毛を去った皮を水で加熱抽出して作られるにかわのことである。『本草備要』には「阿膠。平。補いて潤おす。甘平。肺を清し肝を養う、腎を滋し気を益し、血を和し陰を補う。風を除き痰を化す、燥を潤おし喘を定め、大小腸を利す。虚

労咳嗽、肺痿吐膿、吐血衄血、血淋血痔、腸風下痢、腰酸骨痛、血痛血枯、経水不調、崩帯胎動、癥瘕、腫毒、及び一切の風病を治す」とある。浅田宗伯は「阿膠は、能く血液を滋潤し、地黄と同じく血分の要薬となす」と述べている。阿膠は、芎帰膠艾湯、大黄甘遂湯、黄連阿膠湯などに配合される。

〔訳〕 阿膠は、下痢、咳嗽を止める効能がある。

140　〔原文〕赤石脂治精濁而止泄、兼補崩中。

〔和訓〕赤石脂は精濁なるを治し、泄を止め、兼めて崩中を補う。

〔注〕 赤石脂 (しゃくせきし) は、酸化第二鉄を多量に含む雲母源の粘土塊である。『本草備要』には「赤石脂。重。濇。大小腸を固む。甘くして温。故に気を益し肌を生じて中を調う。酸にして濇。故に湿を収む。血を止みて下を固くす。腸癖、泄痢、崩帯、遺精、癰痔、潰瘍を療す」とある。浅田宗伯は「赤石脂は、能く血分に入り而して痛を止め、下を固む」と述べている。赤石脂は、赤石脂禹余糧などに配合される。

〔訳〕 赤石脂は精液が濁る病気を治し、下痢を止め、子宮出血を治す。

141　〔原文〕陽起石暖子宮以壮陽、更療陰痿。

〔和訓〕陽起石は子宮を暖め以て陽を壮す、更に陰痿を療す。

〔注〕 陽起石 (ようきせき) は、透角閃石 tremolite $Ca_2\,Mg_5Si_8O_{22}\,(OH、Fe)_2$ である。『本草備要』には「陽起石。腎命を補う。鹹温。右腎命門を補う。陰痿精乏、子宮虚冷、腰膝冷痺、癥瘕水腫を治す」とある。兪」とある。陽起石は、勃起不全を治す薬として知られている。

〔訳〕 陽起石は陽を盛んにし子宮を暖め陰痿を治す。

142　〔原文〕誠以紫苑治嗽。

〔和訓〕誠に以て紫苑は嗽を治す。

〔注〕 紫苑 (しおん) は、キク科 Compositae のシオン Aster tataricus L. fil. の根と根茎である。『本草備要』には「紫菀。肺を潤し、火を瀉す。辛温。肺を潤し、苦温。気を下す。虚を補い、中を調え、痰を消す。渇を止む。寒熱結気、咳逆上気、喘嗽、膿血、肺経の虚熱、小児驚癇を治す」とある。浅田

宗伯は「紫菀。味苦温。咳逆上気、胸中寒熱結気を治し、咳唾膿血を療し、喘を止むを主る」と述べている。紫菀は、咳嗽に用いられ、射干麻黄湯に配合される。

〔訳〕紫菀は咳嗽を治す。

143 （原文）防風祛風。

〔和訓〕防風は風を祛る。

〔注〕防風（ぼうふう）は、セリ科 Apiaceae のボウフウ *Saposhnikovia divaricata* Schischkin の根及び根茎である。『本草備要』には「防風。宣、表を解し、風を去り、湿に勝つ。辛甘微温、升浮して陽となる。肝を捜り肺を瀉し、頭目の滞気、経絡留湿を散ず。上部に血を見し、上焦の風邪、頭痛目眩、脊痛項強、周身盡痛、太陽経証を主る。又た脾胃の二経を行らし、風を去り湿に勝つの要薬為り。目赤、瘡瘍を散ず」とある。防風は、桂枝芍薬知母湯、防風通聖散、十味敗毒湯などに配合される。浅田宗伯は「防風。味、甘、温。風周身を行り、骨節疼痺するを主り、頭目中の滞気を散じ、頭眩痛、四肢攣急を治す」と述べている。

〔訳〕防風は風邪を去る効能がある。

144 （原文）蒼耳子透脳止涕。

〔和訓〕蒼耳子は脳を透し涕を止む。

〔注〕蒼耳子（そうじし）は、キク科 Asteraceae のオナモミ 蒼耳 *Xanthium strumarium* L. の総苞をつけたままの果実である。『本草備要』には「蒼耳子。軽、汗を発し、風湿を散ず。甘苦性温。善く汗を発し、風湿を散ず。上は脳頂を通じ、下は足膝に行く、外は皮膚に達す。頭痛目暗、歯痛、鼻淵、肢攣痺痛、瘰癧瘡疥、遍身瘙癢を治す」とある。蒼耳子は、蒼耳子散などに配合される。

〔訳〕蒼耳子は鼻汁を止める効能がある。

145 （原文）威霊仙宣風通気。

〔和訓〕威霊仙は風を宣し気を通ず。

〔注〕威霊仙（いれいせん）は、キンポウゲ科 Ranunculaceae の威霊仙（シナボタンヅル）*Clematis chinensis* Osbeck の根を乾燥したもの。『本草備要』には「威霊仙。宣、気を順し、風を祛る。辛。気を泄す。鹹は水を泄す。気温は木に属す。其の性は善く走り、能く五臓を宣疏し、十二経絡を通行す。中風、頭風、痛風、頑痺、癥瘕、積聚、痰水、宿膿、黄疸、浮腫、大小腸秘、一切の風湿痰気、冷痛の諸病を治す」とある。

〔訳〕威霊仙は風邪を治し、気を通ずる効能がある。

146　〔原文〕細辛去頭風、止嗽而療歯痛。
〔和訓〕細辛は頭風を去り、嗽を止め歯痛を療す。

〔注〕細辛（さいしん）は、ウマノスズクサ科 Alistolochiaceae のケイリンサイシン *Asarum heterotropoides* var. *mandshuricum*、ウスバサイシン *Asarum sieboldii* の全草である。『本草備要』には「細辛。宣、風湿を散じ、肝胆を補い、腎燥を潤す。辛温、風邪を散ず。故に諸風湿痺、咳嗽上気、頭痛脊強る者は之に宜し。辛は浮熱を散ず。故に口瘡喉痺、歯䘌の者は之に宜し。辛は肝胆を益す。故に胆虚驚癇、風眼涙下る者は之に宜し。水、心下に停まれば則ち腎燥く。細辛の辛、能く水気を行らし以て之を潤す。手の少陰の引経と雖も、乃ち足の少陰の薬なり。能く精気を通じ、九竅を利す」とある。細辛は、麻黄附子細辛湯、小青竜湯、苓甘姜味辛夏仁湯、川芎茶調散、立効散などに配合される。

〔訳〕細辛は頭風、咳嗽、歯痛を治す。

147　〔原文〕艾葉治崩漏、安胎而医痢紅。
〔和訓〕艾葉は崩漏を治し、胎を安んじ紅い痢を医す。

〔注〕艾葉（がいよう）は、キク科 Compositae のヨモギ *Artemisia princeps* Pampanini、ヤマヨモギ *Artemisia montana* Pampanini の葉及び枝先である。『本草備要』には「艾葉。宣、気血の燥を理め、寒湿を逐う。苦辛。生は温。熟は熱。純陽之性、能く垂絶の元陽を回す。十二経を通じ、三陰を走らす。気血を理め、寒湿を逐い、子宮を暖め、諸血を止む。中を温め鬱を開き、経を調え胎を安んず。吐衄崩帯、腹痛冷痢、霍乱、轉筋を治す。蛔を殺し癬を

治す」とある。艾葉は、芎帰膠艾湯などに配合される。

（訳） 艾葉は崩漏、安胎、血性下痢を治す効能がある。

148　〔原文〕羌活明目駆風、除湿毒腫痛。

（和訓）羌活は目を明らかにし風を駆し、湿毒腫痛を除く。

（注） 羌活 (きょうかつ) は、セリ科 Umbelliferae の *Notopterygium incisum* Ting ex H. T. Chang、又は *Notopterygium forbesii* Boissieu の根又は根茎である。『本草備要』には「羌活。宣。遊風を捜し、表を発し、湿に勝つ。辛苦性温、気雄にして散ず。味薄上升。足の太陽に入り、以て遊風を理む。兼て足少陰、厥陰の気分に入り、肝気を瀉し、肝風を捜す。小として不入らざる無く、大として通ぜざる無し。風湿相搏ち、本経の頭痛、督脈病を為し、脊強りて厥す。剛痙柔痙、中風不語、頭旋目赤きを治す。肌表八風の邪を散ず。周身百節の痛を利す」とある。羌活は、鎮痛薬として用い、大防風湯、川芎茶調散、蠲痺湯などに配合される。

（訳） 羌活は、眼病や風邪、湿毒による腫痛を治す効能がある。

149　〔原文〕白芷止崩治腫、療痔漏瘡癰。

（和訓）白芷は崩を止め腫を治し、痔漏瘡癰を療す。

（注） 白芷 (びゃくし) は、セリ科 Umbelliferae のヨロイグサ 白芷 *Angelica dahurica* Bentham et Hooker、及びエゾヨロイグサ 川白芷 *Angelica anomala* Lallem. の根である。『本草備要』には「白芷。宣、表を発し、風湿を散ず。辛は風を散ず。温は湿を除く。芳香竅を通して汗を表す。手足の陽明を行らん。手の太陰に入りて、陽明の主薬と為す。陽明の頭目昏痛、眉棱骨痛、牙痛、鼻淵、目癢涙出、面皯瘢疵、皮膚燥癢、三経風熱の病、及び血崩血閉、腸風痔瘻、癰疽瘡瘍、三経湿熱の病を治す。血を活かし膿を排し、肌を生じ痛を止む。砒毒、蛇傷を解す。又た産後の傷風、血虚頭痛を治す」とある。白芷は、川芎茶調散、清上防風湯などに配合される。山本高明は、「白芷。辛温。風湿を散じ、頭痛、牙疼、鼻淵及び婦人血証を治す」と述べている。

（訳） 白芷は子宮出血を止め腫張を治し、痔漏や化膿性皮膚病を治す。

150 〔原文〕若乃紅藍花通経、治産後悪血之余。

〔和訓〕若くは乃ち紅藍花は経を通じ、産後悪血の余を治す。

〔注〕紅藍花は、紅花 (こうか) と同じである。紅花は、キク科 Compositae のベニバナ Carthamus tinctorius L. の管状花である。『本草備要』には「紅花。通。血を行らし、燥を潤おす。辛苦甘温。肝経に入りて瘀血を破る。血を活し燥を潤おし、腫を消し痛を止む。経閉便難、血運口噤、胎の腹中に死し、痘瘡血熱、毒あるを治す」とある。紅花は、駆瘀血作用があり、葛根紅花湯などに配合される。

〔訳〕紅藍花は月経を通じ、産後の瘀血を治す。

151 〔原文〕劉寄奴散血、療湯火金瘡之苦。

〔和訓〕劉寄奴は血を散じ、湯火金瘡の苦を療す。

〔注〕劉寄奴草 (りゅうきどそう) は、ゴマノハグサ科 Scrophulariaceae のヒキヨモギ Siphonostegia chinensis BENTH.、或はキク科 Compositae のヨモギ属植物 Artemisia anomala S.MOORE の全草である。『本草備要』には「劉寄奴草。瀉。血を破る。血を止む。苦温。血を破り経を通ず。癥を除き脹を下す。金瘡血を止む。多く服せば人をして吐利せしむ」とあり、山本高明は「劉寄奴草。苦温。血を破る、経を通ず、金瘡の血を止める」とある。

〔訳〕劉寄奴は瘀血を治し、火傷や刃物による瘡を治す。

152 〔原文〕減風湿之痛則茵芋葉。

〔和訓〕風湿の痛を減ずるは則ち茵芋葉なり。

〔注〕茵芋 (いんう) は、ミカン科 Rutaceae のインウ Skimmia reevesiana の茎や葉である。『本草備要』には「茵芋。宣。風湿を去る。辛苦微温、小毒有り。風湿拘攣痺痛を治す」とある。

〔訳〕茵芋は、風湿の痛を減ずる。

153 〔原文〕療折傷之症責骨砕補。

〔和訓〕折傷の症を療するは骨砕補を責る。

【注】骨砕補（こっさいほ）は、ウラボシ科 Polypodiaceae の槲蕨 *Drynaria fortunei* などの根茎を乾燥したものである。『本草備要』には「骨砕補。腎を補う。折傷を治す。苦温。腎を補う。故に耳鳴、及び腎虚、久瀉を治す。腎は骨を主り、故に折傷、牙痛を治す。又厥陰に入り、能く血を破り血を止む」とある。

【訳】骨砕補は、骨折や外傷を治す効能がある。

154 〔原文〕藿香葉闢悪気而定霍乱。

〔和訓〕藿香葉は悪気を闢（のぞ）き霍乱を定む。

【注】藿香葉は、藿香（かっこう）のことで、シソ科 Labiatae のパチョリ *Pogostemon cablin* BENTH. の全草又は葉である。『本草備要』には「藿香。宣、悪気を去る。辛甘微温。手足太陰に入り、気を快くし中を和し、胃を開き嘔を止む」とある。藿香は、藿香正気散に配合される。

【訳】藿香葉は悪気を取り除き嘔吐下痢症を治す効能がある。

155 〔原文〕草果仁温脾胃而止嘔吐。

〔和訓〕草果仁は脾胃を温め嘔吐を止む。

【注】草菓（そうか）は、草豆蔻（そうずく）と同じである。草菓は、ショウガ科 Zingiberaceae のビャクズク属植物 *Amomum tsao-ko* CREVOST et LEM. の成熟果実である。『本草備要』には「草豆蔻。一名草果。湿を燥し寒を祛り、痰を除き瘧を截る。辛熱香散。脾を健し胃を暖め、氣を破り、鬱を開き、湿を燥し寒を祛り、痰を除き食を化す。瘴癘寒瘧、寒客胃痛、霍乱瀉痢、噎膈反胃、痞満吐酸、痰飲積聚、脳寒歯痛、酒毒魚肉毒を治す」とある。草菓は健胃薬して用いられる。草菓は、清脾飲に配合される。

【訳】草果は胃を温めて胃腸機能を調え嘔吐を止める効能がある。

156 〔原文〕巴戟天治陰疝白濁、補腎尤滋。

〔和訓〕巴戟天は陰疝白濁を治し、腎を補うこと尤も滋なり。

【注】陰疝白濁は、鼠径ヘルニア様疾患である。巴戟天（はげきてん）は、アカネ科 Rubiaceae の巴戟天 *Morinda officinalis* How. の根である。『本草備要』

には「巴戟天。腎を補う。風を祛る。甘辛微温。腎経血分に入る。陰を強め
精を益す。五労七傷を治す。風邪を辛散す。風気、脚気、水腫を治す」とあ
る。巴戟天は、陽を補う効果があり、勃起不全、腰痛に用いる。巴戟丸に配
合される。

〔訳〕巴戟天は鼠径ヘルニア様疾患を治し、腎を補う効能がある。

157　〔原文〕元胡索理気痛血凝、調経有助。

〔和訓〕元胡索は気痛血凝を理め、経を調うに助け有り。

〔注〕元胡索（げんこさく）は、延胡索（えんごさく）と同じである。延胡索は、ケ
シ科 Papaveraceae のヤブケマン属植物 *Corydalis turtschaninovii* Besser
forma yanhusuo Y. H. Chou et C. C. Hsu の塊茎である。『本草備要』には
「延胡索。宣、血を活し、気を利す。辛苦にして温。手足太陰厥陰経に入る。
能く血中の気滞、気中の血滞を行らす。小便を通じ、風痺を除く。気凝血結、
上下内外の諸痛、崩淋癥瘕、月候不調、産後血運、暴血上衝を治す。血を活
し、気を利する第一の薬と為す。然れども辛温走りて守らず。経を通じ胎を
墜す」とある。元胡索は安中散に配合される。

〔訳〕元胡索は、気滞や瘀血を治し、月経を調える効能がある。

158　〔原文〕嘗聞款冬花潤肺、去痰嗽以定喘。

〔和訓〕嘗て聞く、款冬花は肺を潤し、痰嗽を去り以て喘を定む。

〔注〕款冬花（かんとうか）は、キク科 Compositae のフキタンポポ *Tussilago
farfara* L. の花蕾である。『本草備要』には「款冬花。肺を潤し、熱を瀉し、
嗽を止む。辛温。純陽。熱を瀉し肺を潤す。痰を消し煩を除く。驚を定め、
目を明らかにす。咳逆、上気、気喘、喉痺、肺痿、肺癰、咳して膿血を吐す
るを治す。嗽を治する要薬となす。寒熱虚実、皆施し用うべし」とある。浅
田宗伯は、「款冬花は味苦温、能く咳逆を治し、痰を利す」と述べている。
款冬花は、咳嗽、気管支喘息などに用いられ射干麻黄湯に配合される。

〔訳〕款冬花は肺を潤し、痰や咳嗽を治し、気管支喘息を治す効能がある。

159　〔原文〕肉荳蔲温中、止霍乱而助脾。

〔和訓〕肉荳蔲は中を温め、霍乱を止めて脾を助く。

〔注〕肉荳蔲(にくずく)は、ニクズク科 Myristicaceae のニクズク *Myristica fragrans* の種子である。『**本草備要**』には「肉豆蔲。一名肉果。脾を燥し、腸を濇す。辛温気香。脾を理む。胃を暖む。気を下し中を調え、冷を逐い痰を祛り、食を消し酒を解す。積冷、心腹脹痛、中悪沫を吐し、小児吐逆、乳食下さざるを治す。又能く大腸を濇し、虚瀉冷痢を止む」とある。肉荳蔲は、胃腸薬として用いられる。『**薬性論**』には「能く、小児吐逆、乳下らざる、腹痛を主る。宿食を消さざるもの、痰飲を治す」とある。

〔訳〕肉荳蔲は胃腸を温め、嘔吐下痢症を治す。胃腸機能を改善する。

160　〔原文〕撫芎走経絡之痛。

〔和訓〕撫芎は経絡の痛を走る。

〔注〕走は、追い払うという意味。撫芎(ぶきゅう)は川芎(せんきゅう)と同じである。川芎は、セリ科 Umbelliferae のセンキュウ *Cnidium officinale* Makino の根茎である。『**本草備要**』には「川芎。宣、気を行らし、風を搜り血を補い、燥う潤す。辛温升浮。少陽の引経為り。手、足の厥陰に入る。乃ち血中の気薬なり。清陽を助けて、諸鬱を開く。肝の燥を潤おし肝虚を補う。頭目に上行し、血海に下行す。風を搜り、瘀を散じ、経を調えて痛を止む。風湿気頭に在り、血虚頭痛、腹痛脇痛、気鬱血鬱、湿瀉血痢、寒痺筋攣、目涙多涕、風木病を為す、及び癥疝瘡瘍、男婦一切の血証を治す。然れども香竄辛散、能く真気を走泄す」とある。川芎は、川芎茶調散、四物湯、十全大補湯などに配合される。

〔訳〕川芎は、経絡による痛を追い払う効能がある。

161　〔原文〕何首烏志瘡疥之資。

〔和訓〕何首烏は瘡疥の資(もと)を志す。

〔注〕志は、こころを向けること。資はもと、原因のこと。何首烏(かしゅう)は、タデ科 Polygonaceae のツルドクダミ *Polygonum multiflorum* Thunb. の塊根である。『**本草備要**』には「何首烏。肝腎を平補し、精を濇す。苦は腎を堅め、肝を温補。甘益血、濇は精気を収斂す。精を添え髄を益し、血を養

い風を祛る。筋骨を強くし、髭髪を烏くす。人をして子を有らしむ。滋補の良薬と為す。気血太和すれば、則ち労痩風虚、崩帯瘡痔、瘰癧癰腫、諸病は自ら已む。悪瘡を止む。赤、白の二種有り。夜は則ち藤交り、一に交藤と名づく。陰陽交合の象有り」とある。何首烏は、当帰飲子などに配合される。

〔訳〕何首烏は瘡疥を治す効能がある。

162　〔原文〕姜黄能下気、破悪血之積。

〔和訓〕姜黄は能く気を下し、悪血の積を破る。

〔注〕姜黄(きょうおう)は、ショウガ科 Zingiberaceae のウコン *Curcuma Longa* L. の根茎である。日本での姜黄は、ハルウコン *Curcuma aromatica* としている。『本草備要』には「姜黄。瀉。血を破り、気を行す。苦辛。色黄にして脾に入り、兼て肝経に入る。血中の気を理め、気を下し血を破り、風を除き腫を消し、鬱金よりも功力は烈し。気脹血積、産後敗血、心を攻むるを治す。月経、片子者は通ず。能く手臂に入る。風寒湿痺痛を治す」とある。姜黄散に配合される。

〔訳〕姜黄は、気滞、瘀血を治す効能がある。

163　〔原文〕防已宜消腫、去風湿之施。

〔和訓〕防已は宜しく腫を消し、風湿の施を去る。

〔注〕防已(ぼうい)は、ツヅラフジ科 Menispermaceae のオオツヅラフジ *Sinomenium acutum Rehder* et Wilson のつる性の茎及び根茎である。『本草備要』には「防已。大いに通ず。下焦血分の湿熱を瀉す。大苦大寒。太陽経の薬。能く十二経を行らし、腠理を通じ、九竅を利す。下焦血中の湿熱を瀉す。風水を療するの要薬為り。肺気喘嗽、熱気諸癇、温瘧脚気、水腫風腫、癰腫悪結を治す」とある。防已は、関節炎などに用いられ、防已黄耆湯、防已茯苓湯などに配合される。

〔訳〕防已は四肢の腫を治し、風湿の病気を治す効能がある。

164　〔原文〕蒿本除風、主婦人陰痛之用。

〔和訓〕蒿本は風を除き、婦人陰痛の用を主る。

【注】藁本（こうほん）は、セリ科 Umbelliferae の遼藁本 *Ligusticum jeholense* Nakai et Kitag.、藁本 *Ligusticum sinense* Oliv. の根と根茎である。『本草備要』には「藁本。宣。風寒湿を去る。辛温雄壮。太陽経の風薬たり。寒鬱本経、頭痛、脳に連る者の必ず之を用う。督脈の病たる、脊強して厥を治す。又能く下行し湿を去る。婦人の瘕疝、陰寒腫痛、腹中急痛、胃風泄瀉、酒齄、粉刺を治す」とある。藁本は、『神農本草経』には「風頭痛を除く」とある。
【訳】藁本は風の邪気を除き、婦人の陰部の痛みに用る。

165　（原文）仙茅益腎、扶元気虚弱之衰。
（和訓）仙茅は腎を益し、元気虚弱の衰を扶（たす）く。

【注】仙茅（せんぼう）は、ヒガンバナ科 Amaryllidaceae のキンバイザサ *Curculigo orchioides* GAERTN. の根茎を乾燥したものである。『本草備要』には「仙茅。燥。腎命を補う。辛熱。小毒有り。命火を助け、陽道を益し、耳目を明らかにし虚労を補う。失溺子無き、心腹冷気、食す能ず、腰脚冷痺、行く能ざるを治す」とある。仙茅丸に配合される。
【訳】仙茅は腎や元気を補う効能がある。

166　（原文）乃曰破故紙温腎、精髄と労傷を補う。
（和訓）乃ち曰く破故紙は腎を温め、精髄と労傷を補う。

【注】破故紙（はこし）は補骨脂（ほこつし）と同じである。破故紙は、マメ科 Leguminosae のオランダビュ *Psoralea corylifolia* L. の成熟果実である。『本草備要』には「破故紙。一名補骨脂。燥。命火を補う。辛苦大温。心包命門に入り、相火を補い、以て君火を通す。丹田を暖め、元陽を壮し、小便を縮し、五労七傷、膝腰冷痛、腎冷精流、腎虚泄瀉、婦人血気を治す」とある。二神丸（『普済本事方』）などに配合される。
【訳】破故紙は腎を温め、精髄と労による傷を補う。

167　（原文）宣木瓜入肝、療脚気並水腫。
（和訓）宣しく木瓜は肝に入り、脚気並びに水腫を療す。

【注】木瓜（もっか）は、バラ科 Rosaceae のボケ *Chaenomeles lagenaria* Koidz.

の成熟果実である。『本草備要』には「木瓜。補。脾を和し、筋を舒べ、濇。肺を斂す。酸濇して温。脾肺血分に入り、肺を斂して胃を和す。脾を理め肝を伐して、食を化す。渇を止め。気脱能く收め、気滞能く和す。營衛を調え、筋骨を利し、湿熱を去り、水脹を消す。霍乱、転筋、脚気、瀉痢、腰足力無しを治す」とある。

〔訳〕宣しく木瓜は肝に入り、脚気並びに水腫を療す。

168 〔原文〕杏仁潤肺燥止嗽之剤。

〔和訓〕杏仁は肺燥を潤し嗽を止むるの剤なり。

〔注〕杏仁（きょうにん）は、バラ科 Rosaceae のホンアンズ *Prunus armeniaca* L.、アンズ *P. armeniaca* L. var. *ansu* Maximowicz、又は、その他近縁植物の種子である。『本草備要』には「杏仁。肺を瀉す。肌を解す。辛苦甘温にして利す。肺を瀉し肌を解す。風を除き寒を散ず。気を降し痰を行らし、燥を潤おし積を消す。胸膈気滞を利し、大腸気秘を通ず。時行頭痛、上焦の風燥、咳逆上気、煩熱喘促を治す。小毒有り。能く蟲を殺し、瘡を治す」とある。杏仁は、麻杏薏甘湯、麻杏甘石湯などに配合される。

〔訳〕杏仁は肺の乾燥を潤して咳嗽を止める効能がある。

169 〔原文〕茴香治疝気腎疼之用。

〔和訓〕茴香は疝気を治す。腎疼の用とす。

〔注〕茴香（ういきょう）は、セリ科 Umbelliferae のウイキョウ *Foeniculum vulgare* の成熟果実である。『本草備要』には「茴香。燥、腎命門を補い、寒疝を治す。大茴は辛熱、腎膀胱経に入り、丹田を暖め、命門の不足を補う。胃を開き食を下し、中を調え嘔を止む。小腸冷気、潰疝陰腫、乾湿脚気を療す。多く食せば目を損し、瘡を発す。小茴は辛平。気を理め胃を開き、亦た寒疝を治す。食料之に宜し。大きさ麦粒の如し。軽くして細稜有る者は大茴と名づく。寧夏に出づ。他處の小さき者は小茴と名づく。蕃自り舶来す。実、八弁の者は、八角茴香と名づく。黄に炒りて用う。酒を得れば良し。塩を得れば、則ち腎に入りて、腎邪を発す。故に陰疝を治す」とある。茴香は、安中散など配合される。

〔訳〕茴香は疝気を治し、腎による疼を治す効能がある。

170　〔原文〕訶子生精止渇、兼療滑泄之痾。

〔和訓〕訶子は精を生じ渇を止む。兼ねて滑泄の痾を療す。

〔注〕痾は病を指す。訶子 (かし) は、シクンシ科 Combretaceae のミロバランノキ *Terminalia chebula* Retzius の成熟果実である。『本草備要』には「訶子。腸を濇し、肺を斂す。気を瀉す。苦は以て気を泄し痰を消す。酸は以て肺を斂し火を降す。濇は以て脱を収め瀉を止む、温は以て胃を開き中を調う。気膈腹脹、冷痛嘔逆、痰嗽喘急、泄痢脱肛、腸風崩帯、音を開き渇を止むを治す」とある。訶子、響声破笛丸などに配合される。

〔訳〕訶子は精を生じ渇を止め、下痢の病を治す効能がある。

171　〔原文〕秦艽攻風逐水、又除肢節之痛。

〔和訓〕秦艽は風を攻め水を逐う、又た肢節の痛を除く。

〔注〕秦艽 (じんぎょう) は、リンドウ科 Gentianaceae の秦艽 *Gentiana macrophylla* PALLAS、小秦艽 *G. dahurica* FISCHER などの根である。『本草備要』には「秦艽。宣。寒湿を去る。苦は湿を燥す。辛は風を散ず。腸胃の熱を去り、肝胆の気を益す。血を養い筋を栄す。風寒湿痺を治す」とある。秦艽は、鎮痛薬として用いられ、関節炎、関節リウマチなどに用いられる。『神農本草経』には、秦艽の効能は「寒湿風痺、肢節痛を治す。水を下し、小便を利す」とある。秦艽は、大秦艽湯に配合される。

〔訳〕秦艽は風を攻め水を逐う、又た肢節の痛を除く。

172　〔原文〕檳榔豁痰而逐水、殺刺白蟲。

〔和訓〕檳榔は痰を豁し水を逐い、白蟲を刺し殺す。

〔注〕檳榔 (びんろう) は、檳榔子と同じであり、ヤシ科 Palmae のビンロウ *Areca catechu* L. の成熟種子である。『本草備要』には「檳榔。気を瀉し、痰を行らし、堅を攻め、脹を去り、水を下し、食を消す。苦温は滞を破る。辛温は邪を散ず。胸中至高の気を瀉す。之をして下行せしむ。性、鐵石の如く、能く諸薬を墜して極下に至らしむ。堅を攻め脹を去り、食を消し痰を行らし、

水を下し風を除き、蟲を殺し酒を醒ます。痰癖癥結、瘴瘧瘰痢、水腫脚気、大小便気秘、裏急後重を治す」とある。檳榔は、九味檳榔湯などに配合される。

〔訳〕 檳榔は痰や水毒を治し、殺虫の効能がある。

173 〔原文〕杜仲益腎而添精、去腰膝重。

〔和訓〕 杜仲は腎を益し精を添し、腰膝の重を去る。

〔注〕 添は益という意味。杜仲 (とちゅう) は、トチュウ科 Eucommiaceae のトチュウ *Eucommia ulmoides* Oliv. の樹皮である。『本草備要』には「杜仲。腰膝を補う。甘温は能く補い、微辛は能く潤おす。色紫にして肝経気分に入り、肝燥を潤おして、肝虚を補う。子能く母をして実せしむ。故に兼て腎を補う。肝充つれば則ち筋健し、腎充つれば則ち骨強し。能く使筋骨をして相著せしむ。腰膝酸痛、陰下湿癢、小便餘瀝、胎漏胎墜を治す」とある。杜仲は、杜仲丸などに配合される。

〔訳〕 杜仲は腎を益し精を添し、腰膝の重を去る。

174 〔原文〕当知紫石英療驚悸崩中之疾。

〔和訓〕 当に知るべし。紫石英は驚悸崩中の疾を療す。

〔注〕 紫石英 (しせきえい) は、紫水晶である。『本草備要』には「紫石英。重く、心を鎮め、潤。肝を補う。甘平。性温にして補う。重は以て怯を去る。湿は以て枯を去る。心肝の血分に入る。故に心神不安、肝血不足、女子血海虚寒、不孕の者に之を宜し」とある。紫石英は、風引湯などに配合される。紫石英は、紫水晶である。

〔訳〕 紫石英は驚悸、子宮出血を治す効能がある。

175 〔原文〕橘核仁治腰痛疝気之真。

〔和訓〕 橘核仁は腰痛、疝気の真を治す。

〔注〕 橘核仁は、桔核、橘核 (きっかく) と同じである。橘核は、みかん科 Rutaceae のポンカン *Citrus reticulata* Blanco、或はその変種の種子である。橘核仁は、行気、散結止痛、寒疝腹痛、睾丸腫脹疼痛に効能がある。

〔訳〕橘核仁は腰痛や鼠径ヘルニア様疾患を治す。

176　〔原文〕金桜子兮濇精。

〔和訓〕金桜子は遺精を濇す。

〔注〕金桜子 (きんおうし) は、バラ科 Rosaceae のナニワイバラ *Rosa laevigata* MICHX. の成熟果実である。『本草備要』には「金桜子。精を濇し大小腸を固む。酸濇。脾肺腎の三経に入り、固精気を固む。遺精夢洩、泄痢便数を治す」とある。『訂補薬性提要』には「金桜子。酸濇平。精を固む。気を秘す」とある。

〔訳〕金桜子は遺精を治す。

177　〔原文〕紫蘇子兮下気涎。

〔和訓〕紫蘇子は気涎を下す。

〔注〕紫蘇子 (しそし) は、シソ科 Labiatae のシソ *Perilla frutescens* Britton var. *acuta* Kudo、又はチリメンジソ *Perilla frutescens* Britton var. *crispa* Decaisne の種子である。『本草備要』には「蘇子。葉と功を同じくす。心肺を潤おし、尤も能く気を下す。喘を定む。嗽を止め、痰を消す。膈を利し、腸を寛くす。中を温め、鬱を開く」とある。

〔訳〕紫蘇子は気や涎を下す。

178　〔原文〕淡豆豉発傷寒之表。

〔和訓〕淡豆豉は傷寒の表を発す。

〔注〕淡豆豉 (たんとうし) は、豆豉 (とうし)、香豉 (こうし) と同じである。淡豆豉は、マメ科 Leguminosae の大豆 *Glycine max* の成熟種子を蒸して発酵加工したものである。『本草備要』には「淡豆豉。宣。虚煩を升散す。苦は肺を泄す。寒は熱に勝つ。汗を発し肌を解す、中を調え、気を下す。傷寒頭痛、煩躁満悶、懊憹不眠、発斑嘔逆、血痢温瘧を治す」とある。淡豆豉は、梔子豉湯などに配合される。

〔訳〕淡豆豉は傷寒病の表を発する効能がある。

179　〔原文〕**大小薊除諸血之鮮。**

〔和訓〕**大小薊は諸血の鮮を除く。**

〔注〕大薊は、キク科 Compositae のノアザミ *Cirsium japonicum* DC. に非常に近縁な種、またその他同属植物の地下部又は全草であり、小薊は、キク科 Compositae のアレチアザミ *Breea segetum* KITAM. の地下部又は全草である。『本草備要』には「大小薊。瀉。血を涼す。甘温、皆能く血を破り気を下し、行きて補を帯び、治吐衄腸癰、女子赤白沃を主る。吐衄を止め胎を安んず。小薊力微にして、能く瘀を破り新を生じ、精を保ち、血を養い、熱を退け、虚を補う。大薊の癰腫を消する如なるを能ず」とある。大小薊は、一緒に止血薬として用いられる。

〔訳〕大小薊は止血の効能がある。

180　〔原文〕**益智安神、治小便之頻数。**

〔和訓〕**益智は神を安んじ、小便の頻数を治す。**

〔注〕益智は、益智仁（やくちじん）、益知子（やくちし）と同じである。益智子は、ショウガ科 Zingiberaceae のハナミョウガ属植物 *Alpinia oxyphylla* MIQ. の成熟果実である。『本草備要』には「益智仁。脾胃を燥し、心腎を補う。辛熱。本脾薬は無く心腎に入り、君相二火を主る。心気、命門の不足を補う。能く精を濇し気を固め、又た能く鬱結を開発し、気をして宣通せしむ」とある。

〔訳〕益智は精神を安定させ頻尿を治す。

181　〔原文〕**麻仁潤肺、利六腑之燥堅。**

〔和訓〕**麻仁は肺を潤し、六腑の燥堅を利す。**

〔注〕麻仁（まにん）は、麻子仁（ましにん）、大麻仁（だいまにん）と同じである。麻子仁は、アサ科 Cannabiaceae のアサ *Cannabis sativa* L. の乾燥果実である。『本草備要』には「麻子仁。燥を潤し、腸を滑らかにす。甘平滑利。脾胃大腸の薬、脾を緩め燥を潤す。陽明病、胃熱汗多くして便難きを治す。積血を破り、小便を利し、乳を通じ、生を催す。又た水穀なり。亦た能く風を治す」とある。

〔訳〕麻仁は肺を潤して六腑の乾燥した堅い便を通じる効能がある。

182　〔原文〕抑又聞補虛弱、排瘡膿、莫若黃耆。

〔和訓〕抑又た聞くには、虛弱を補い、瘡膿を排するは、黃耆の若くを莫る。

〔注〕抑は、さて、そもそもの意味。莫ははかる、定まるの意味。黃耆 (おうぎ) は、マメ科 Leguminosae のキバナオウギ *Astragalus membranaceus* Bunge、又はナイモウオウギ *Astragalus mongholicus* Bunge の根である。『本草備要』には「黃耆。気を補い、表を固くす、生も亦た火を瀉す。甘温。生にて用うれば表を固む、汗無きは能く発し、汗有るは能く止む。分肉を温め、腠理を実す、肺気を補い、陰火を瀉し、肌熱を解す。炙りて用うれば中を補い、元気を益し、三焦を温め、脾胃を壮にす。血を生じ肌を生ず。膿を排し、瘡癰を内托する聖薬なり。痘症起らず。陽虚にして熱無き者は之に宜し。補薬の長と為す」とある。黃耆は、『神農本草経』には「癰疽、久敗瘡、膿を排し」「虚を補う」とある。最も重要な補薬であり、黃耆建中湯、防已黃耆湯、玉屏風散、千金内托散、桂枝加黃耆湯などに配合される。

〔訳〕黃耆は、虚弱を補い膿を排する効能がある。

183　〔原文〕強腰脚、壮筋骨、無如狗脊。

〔和訓〕腰脚を強め、筋骨を壮にするは、狗脊の如は無し。

〔注〕狗脊 (くせき) は、タカワラビ科 Dicksoniaceae のタカワラビ *Cibotium barometz* J. Sm. の根茎である。『本草備要』には「狗脊。肝腎を平補す。苦は腎を堅くし。甘は血を益す。温は気を養う。失溺節ならず、脚弱く、腰痛、寒湿、周痺を治す。風虚を除き、機関を強め、俯仰を利す」とある。狗脊は、腰や膝関節疾患に効果がある。

〔訳〕狗脊は、腰脚を強め、筋骨を壮す効能がある。

184　〔原文〕菟絲子補腎以明目。

〔和訓〕菟絲子は腎を補い以て目を明らかにす。

〔注〕菟絲子は、ヒルガオ科 Convolvulaceae マメダオシ *Cuscuta chinensis* Lam. やネナシカズラ *Cuscuta japonica* Choisy の種子である。『本草備要』には「菟絲子。平。三陰を補う。甘辛和平。正陽の気を凝し、足三陰に入り、陰を強め精を益し、温にして燥かず。相火を助けず。五労七傷、精寒淋瀝、

口苦燥渇を治す。風を去り、目を明らかにし、衛気を補い、筋脈を助け、気力を益し、健人を肥す」とある。『訂補薬性提要』には「菟絲子。甘、辛、平。陰を補い、精を益し、腎寒、淋瀝を治す」とある。

〔訳〕菟絲子は補腎と明目の効能がある。

185　〔原文〕馬藺花治疝而有益。

〔和訓〕馬藺花は疝を治し益有り。

〔注〕馬藺花 (ばりんか) は、アヤメ科の馬藺 *Iris pallsasii* Fischer の花である。馬藺花は、止血、利尿の効能がある。

〔訳〕馬藺花は疝の病気を治す。

186　〔原文〕此五十四種薬性之温者也。

〔訳〕此の五十四種の薬性は温なり。

第四章　平性薬

187　〔原文〕詳論薬性、平和惟在。

〔和訓〕詳しく薬性を論ずるに、平和、惟^{ただ}在り。

188　〔原文〕以碯砂而去積。

〔和訓〕碯砂を以て積を去る。

〔注〕碯砂（ろしゃ）は塩化アンモニウムの結晶である。

〔訳〕碯砂は腫瘤を去る効能がある。

189　〔原文〕用竜歯以安魂。

〔和訓〕竜歯を用いて以て魂を安んず。

〔注〕竜歯（りゅうし）は、古代大型哺乳動物の化石化した歯である。『本草備要』には「竜歯。澀、驚を鎮む。澀涼。心を鎮め魂を安んず。大人痙癲狂熱、小兒五驚十二癇を治す。治は竜骨に同じ」とあ。

〔訳〕竜歯は、精神を安定させる効能がある。

190　〔原文〕青皮快膈除膨脹、且利脾胃。

〔和訓〕青皮は膈を快し膨脹を除く、且つ脾胃を利す。

〔注〕青皮（せいひ）は、ミカン科 Rutaceae のウンシュウミカン *Citrus unshiu* Marc.、その他近縁植物の成熟前の青い果皮である。『本草備要』には「青皮。肝を瀉し、気を破り、積を散ず。辛苦にして温。色青く気烈す。肝胆気分に入り、肝を疏し肺を瀉す。滞を破り堅を削り、痰を消し痞を散ず。肝気鬱積、脇痛、多く怒り、久瘧結癖、疝痛乳腫を治す」とある。

〔訳〕青皮は横隔膜付近の不快を治し、胸腹部の膨脹を除き、胃の機能を改善する。

191　（原文）芡実益精治白濁、兼補真元。

（和訓）芡実は精を益し白濁を治す、兼て真元を補う。

【注】 芡実（けんじつ）は、スイレン科 Nymphaeaceae のオニバス *Euryale ferox* SALISB. の成熟種子である。『本草備要』には「芡実。脾を補い、精を濇す。甘濇。腎を固め精を益し、脾を補い湿を去る。夢遺滑精、帯濁泄瀉、小便禁ぜず。腰膝痺痛を治す」とある。芡実は、金鎖固精丸などに配合される。

（訳） 芡実は精や真の元気を益し精の白濁する病気を治す。

192　（原文）原夫木賊草去目翳、崩漏亦医。

（和訓）原夫れ木賊草は目翳を去り、崩漏もまた医す。

【注】 木賊草（もくぞくそう）は、木賊と同じである。木賊草は、トクサ科 Equisetaceae のトクサ *Equisetum hyemale* L. の全草を乾燥したものである。『本草備要』には「木賊。軽。汗を発す。目翳を退く。温微甘苦は中空、軽揚なり。麻黄と形、性同じ。亦た能く汗を発し、肌を解し、火鬱、風湿を升散す。足厥陰少陽血分に入り、肝胆を益す。目疾、退翳膜、及び疝痛、脱肛、腸風、痔漏、赤痢、崩中、諸血病を治す」とある。

（訳） 木賊草は目翳、崩漏を治す。

193　（原文）花蕊石治金瘡、血行則卻。

（和訓）花蕊石は金瘡を治す、血行れば則ち卻く。

【注】 花蕊石（かしんせき、かずいせき）は、花乳石（かにゅうせき）と同じである。花乳石は、蛇紋石を含む大理石 Ophicalcite の塊である。『本草備要』には「花乳石。酸。血を止む。酸渋気平。専ら肝経血分に入る。能く瘀血を化す。水と為す。金瘡出血を止む」とある。

（訳） 花蕊石は金瘡を治す、血が行ば改善する。

194　（原文）決明和肝気、治眼之剤。

（和訓）決明は肝気を和し、眼を治す剤なり。

〔注〕 決明 (けつめい) は、決明子 (けつめいし) と同じである。決明子は、マメ科 Leguminosae のコエビスグサ *Cassia tora* L.、又はエビスグサ *C. obtusifolia* L. の成熟種子を乾燥したものである。『本草備要』には「決明子。肝を瀉し、目を明らかにす。甘苦鹹平。肝経に入り、風熱を除く。一切目疾を治す。故に決明の名有り。又曰く。腎精を益す」とある。

〔訳〕 決明は肝気を調和し、眼を治する効能がある。

195 〔原文〕天麻主頭眩、怯風之薬。

〔和訓〕 天麻は頭眩を主る。風を怯る薬なり。

〔注〕 天麻 (てんま) は、ラン科の多年草、オニノヤガラ 天麻 *Gastrodia elata* Blume の塊茎である。『本草備要』には「天麻。宣、風を祛る。辛温。肝経気分に入り、気を益し陰を強め、血脈を通じ、筋力を強め、痰気を疏す。諸風眩掉、頭旋眼黒、語言遂はず、風湿痛痺、小児驚癇を治す」とある。天麻は、半夏白朮天麻湯などに配合される。

〔訳〕 天麻は頭眩を主り、去風の効能がある。

196 〔原文〕甘草和諸薬而解百毒、蓋以気平。

〔和訓〕 甘草は諸薬を和し百毒を解し、蓋し以て気は平なり。

〔注〕 甘草 (かんぞう) は、マメ科のウラルカンゾウ *Glycyrrhiza uralensis* Fischer、ナンキンカンゾウ *Glycyrrhiza glabra* L. などの根及び匍匐茎 (ほふくけい) である。『本草備要』には「甘草。補有り瀉有り。表を能くし裏を能くす。升るべく降るべし。味甘。生にて用うれば、気平。脾胃不足を補いて心火を瀉す。炙りて用うれば、気は温となる。三焦の元気を補いて表寒を散ず。和剤に入るれば則ち補益す。汗剤に入るれば則ち解肌す。涼剤に入るれば則ち邪熱を瀉す。峻剤に入るれば則ち正気を緩くす。潤剤に入るれば則ち陰血を養う。能く諸薬を協和し、之をして争わざらしむ。肌を生じ痛を止む。十二經を通行し、百薬の毒を解す」とある。甘草は、諸薬を調和し、解毒する薬であり、甘草湯、芍薬甘草湯、甘草茯苓湯、炙甘草湯、桂枝湯、麻黄湯、葛根湯、小青竜湯、理中湯、四逆湯、調胃承気湯、小建中湯、小柴胡湯、白虎湯など多くの方剤に配合される。

〔訳〕甘草は、諸薬を調和し、解毒薬である。

197　〔原文〕石斛平胃気而補腎虚、更医脚弱。

〔和訓〕石斛は胃気を平にし腎虚を補い、更に脚弱を医す。

〔注〕石斛（せっこく）は、ラン科 Orchdaceae のホンセッコク *Dendrobium officinale* K. Kimura et Migo の茎である。『本草備要』には「石斛。脾腎を平補し、元気を濇す。甘淡は脾に入り、虚熱を除く。鹹平は腎に入り、元気を濇す。精を益し陰を強め、水臓を暖くす胃気を平にし、虚労を補う、筋骨を壮す。風痺脚弱、発熱自汗、夢遺滑精、囊渋餘瀝を療す」とある。石斛は、糖尿病などに用いられる。『神農本草経』には「石斛。傷中を治す。痺を除き、気を下し、五臓、虚労、羸痩を補い、陰を強くす」とある。

〔訳〕石斛は胃気を調節し腎虚を補い、脚弱を治す。

198　〔原文〕観乎商陸治腫。

〔和訓〕観（み）よ、商陸は腫を治する。

〔注〕商陸（しょうりく）は、ヤマゴボウ科 Phytolaccaceae のヤマゴボウ *Phytolacca esculenta* Van Houtt の根である。『本草備要』には「商陸。大通る、水を行す。苦寒、毒有り。沈陰下行し、大戟と甘遂と同じ功なり。水腫脹満、瘕疝癰腫、喉痺通ぜず、湿熱の病を療す」とある。商陸は、激しい瀉下作用がある。『神農本草経』には「水脹、疝瘕痺を治す」とある。

〔訳〕商陸は水腫を治する。

199　〔原文〕覆盆益精。

〔和訓〕覆盆は精を益す。

〔注〕覆盆（ふくぼん）は覆盆子と同じであり、バラ科 Rosaceae のゴショイチゴ *Rubus chingii* Hu である。『本草備要』には「覆盆子。平。肝腎を補う。甘酸微温。腎臓を益し、精を固め、肝虚を補う。明目を明らかにし、陽痿を起す。小便を縮む。肌膚を澤し、髭髪を烏くす。女子は多孕す。蜜と同じく膏と為す。肺気虚寒を治す」とある。『神農本草経』には「覆盆。五臓を安んじ、精氣を益し、陰を長じて、堅からしめ、志を強くし、力を倍にし、子

有らしむ」とある。覆盆子は腎虚に用いる。

〔訳〕覆盆子は精を益す効能がある。

200　〔原文〕琥珀安神而散血。

〔和訓〕琥珀は神を安んじて血を散ず。

〔注〕琥珀（こはく）は古代の松の樹などの樹脂の化石である。『本草備要』には「琥珀。水を通行し、瘀を散じ神を安んず。甘平。以脂は土に入て実に成る。故に能く塞を通以て甯心を寧やかにし、魂魄を定め、癲邪を療す。色赤きは手少陰足厥陰血分に入り、故に能く瘀血を消し癥結を破り、肌肉を生じ、金瘡を合う。其の味甘淡は上行す。能く肺気を下降せしめ、膀胱を通ず。故に能く五淋を治し、小便を利す。脾土を燥す。又能く目を明らかにし翳を磨す」とある。

〔訳〕琥珀は精神を安定させて瘀血を治す効能がある。

201　〔原文〕朱砂鎮心而有霊。

〔和訓〕朱砂は心を鎮める霊有り。

〔注〕霊は、たましい、不思議、まことなどの意味。朱砂（しゅさ）は丹砂（たんしゃ）、辰砂（しんしゃ）と同じである。朱砂 cinnabar は、硫化水銀 (II) (HgS) からなる鉱物である。『本草備要』には「丹砂。重。心を鎮め驚を定め熱を瀉す。体は陽、性は陰。味甘にして涼。色赤く火に属す。心経の邪熱を瀉し、心を鎮め肝を清し目を明らかにし、汗を発す、驚を定め、風を去り邪を辟け、毒を解し、渇を止め胎を安んず」とある。

〔訳〕朱砂は心を鎮める不思議な効能がある。

202　〔原文〕牛膝強足補精、兼療腰痛。

〔和訓〕牛膝は足を強め精を補う、兼ねて腰痛を療す。

〔注〕牛膝（ごしつ）は、ヒユ科 Amaranthaceae のイノコズチ属植物 *Achyranthes bidentata* BL.、或は同科の *Cyathula officinalis* KUAN の根である。『本草備要』には「牛膝。肝腎を補う。悪血を瀉す。苦酸にして平。足厥陰、少陰経の薬なり。能く諸薬を引きて下行す。酒にて蒸せば則ち甘酸に

して温。肝腎を益す。筋骨を強くす。腰膝骨痛、足痿え筋攣、陰痿、失溺、久瘧下痢、傷中少気を治す。生にて用うれば則ち、悪血を散じ、癥結を破る。心腹諸痛、淋痛尿血、経閉産難、喉痺歯痛、癰腫悪瘡、金瘡傷折を治す」とある。牛膝は、膝痛などに効果があり、『神農本草経』には、「寒湿痿痺、四肢拘攣、膝痛みて屈伸すべからざるを治す」とある。

(訳) 牛膝は精を補い足の病気や腰痛を療す。

203　(原文) 竜骨止汗住泄、更治血崩。

(和訓) 竜骨は汗を止め泄を住む、更に血崩を治す。

(注) 住は、止む、中止する意味あり。竜骨 (りゅうこつ) は、古代大型哺乳動物の化石化した骨である。『本草備要』には「竜骨。精を濇し、腸を固め、驚を鎮む。甘濇。微寒。手足少陰、手の陽明、足の厥陰経に入る。能く浮越の正気を収斂す。腸を濇し、腎を益し、魂を安んじ、驚を鎮め、邪を辟け毒を解す。驚癇痊痢、吐衄崩帯、遺精脱肛、大小腸利を治す。精を固め汗を止む、喘を定め瘡を斂む」とある。

(訳) 竜骨は、汗や下痢や子宮出血を止める効能がある。

204　(原文) 甘松理風気而痛止。

(和訓) 甘松は風気を理めて痛を止む。

(注) 甘松は甘松香 (かんしょうこう) と同じである。甘松香は、オミナエシ科 Valerianaceae の *Nardostachys grandiflora* DC. の根茎を乾燥したものである。『本草備要』には「甘松香。宣。気を理め、脾を醒ます。甘温。芳香。諸気を理め、脾鬱を開き、腹卒に満痛、風疳歯䘌、脚気膝浮を治す」とある。

(訳) 甘松は理気と止痛の効能がある。

205　(原文) 蒺藜療風瘡而目明。

(和訓) 蒺藜は風瘡を療し目を明らかにす。

(注) 蒺藜は、蒺藜子 (しつりし) と同じである。蒺藜子は、ハマビシ科 Zygophyllaceae のハマビシ *Tribulus terrestris* L. の未成熟果実である。『本草備要』には「蒺藜子。平。肝腎を補う。苦温。腎を補う。辛温。肺気を瀉

す。肝風を散ず。精を益し目を明らかにす。虚労腰痛、遺精帯下、肺痿咳逆、喉痺目赤、乳閉癥瘕、痔漏癧腫、肺肝腎の三経の病を治す」とある。蒺藜子は、当帰飲子などに配合される。

〔訳〕蒺藜は皮膚病や眼疾患を治す効能がある。

206 〔原文〕人参潤肺寧心、開脾助胃。

〔和訓〕人参は肺を潤し心を寧す、脾を開き胃を助く。

〔注〕人参（にんじん）は、ウコギ科 Araliaceae のオタネニンジン *Panax ginseng* C. A. Meyer の根である。『本草備要』には「人参。大いに元気を補う。生は、また火を瀉す。生は甘苦、微涼。熟は甘温。大いに肺中の元気を補う。火を瀉し、土を益し、金を生ず。目を明らかにし、心を開き、智を益し、精神を安んじ、驚悸を定む。煩渇を除き、血脈を通じ、堅積を破り、痰水を消す。虚労内傷、発熱自汗、多夢紛紜、嘔噦反胃、虚咳喘促、瘧痢滑瀉、淋瀝脹満、中暑、中風及び一切の血証を治す」とある。人参は、補気薬であり、独参湯、人参湯、四君子湯、六君子湯、補中益気湯、白虎加人参湯、帰脾湯等に配合される。

〔訳〕人参は肺を潤し心を安定させ、胃腸機能を改善する効能がある。

207 〔原文〕蒲黄止崩治衄、消癆調経。

〔和訓〕蒲黄は崩を止め衄を治す、癆を消し経を調す。

〔注〕癆は、肺結核様の疾患である。蒲黄（ほおう）は、ガマ科 Typhaceae のガマ 蒲 *Typha latifolia* L. である。『本草備要』には「蒲黄。生は滑、血を行らし、熟は濇、血を止む。甘平。厥陰の血分の薬なり。生にて用れば、性は滑。血を行らし、瘀を消し、経脈を通じ、小便を利し、心腹膀胱の熱を祛る。撲打、損傷、瘡癤、諸腫を療す。炒り黒くすれば性は濇。血を止むるを主る。一切の血病、崩帯、洩精を主る」とある。蒲黄は、失笑散などに配合される。

〔訳〕蒲黄は子宮出血、鼻出血、肺結核様の疾患を治す効能がある。

208 〔原文〕豈不以南星醒脾、去驚風痰吐之憂。

〔和訓〕豈、脾を醒まし、驚風を去り痰を吐くの憂は南星を以てあらざるや。

（注）豈は、文頭に置かれ反語、詠嘆、疑問、推測を表す。醒はすっきりする。南星は天南星（てんなんしょう）と同じである。天南星は、サトイモ科 Araceae のナガヒゲウラシマソウ 天南星 *Arisaema consanguineum* Schott.、アムールテンナンショウ *Arisaema amurense* Maxim、マイズルテンナンショウ *Arisaema heterophyllum* Blume の塊根である。『本草備要』には「天南星。湿を燥す。宣、風痰を治す。味辛にして苦。能く風を治し血を散ず。気温にて燥、能く湿に勝ち痰を除く。性緊にして毒あり。能く積を抜き腫を攻む。肝風虚を補う。肝、脾、肺三経の薬となす。驚癇、風眩、身強口噤、喉痺舌瘡、結核結気、癰毒疥癬、蛇虫咬毒を治す。水を利し胎を堕す。性は更に半夏より烈なり」とある。天南星は、有毒であり、鎮痙、去痰作用がある。導痰湯に配合される。

（訳）南星は脾を改善し、驚風、吐痰を治す効能がある。

209　〔原文〕三稜破積、除血塊気滞之症。

〔和訓〕三稜は積を破り、血塊、気滞の症を除く。

（注）三稜（さんりょう）は、ミクリ科 Sparganiaceae のミクリ *Sparganium erectum* L.、*Sparganium stoloniferum*（Graebn.）Buch.-Ham.ex Juz. の塊根である。『本草備要』には「三稜。瀉。気を行らす。血を破る。積を消す。苦平。色白く金に属す。肝経血分に入り、血中の気を破る。兼て脾経に入る。一切の血瘀、気結、食停、瘡硬、老塊、堅積を散ず。腫を消し痛を止め、経を通じ胎を堕す。功は香附に近くて力は峻なり」とある。三稜は、三稜丸などに配合される。

（訳）三稜は腫瘤、血塊、気滞を治す効能がある。

210　〔原文〕没食主泄瀉而神効。

〔和訓〕没食は泄瀉を主りて神効あり。

（注）没食（もっしょく）は、没食子（もっしょくし）、没石子（もつせきし）同じである。没食子蜂の幼虫がブナ科植物 *Quercus infectoria* Oliver の若い枝に寄生してできた虫瘻（むしこぶ）である。『本草備要』には「没石子。濇。外に用い、鬚を染む。苦温は腎に入り、精を固め気を渋し、陰汗を収め、鬚髪を烏くす」とある。

〔訳〕没食は泄瀉を主る。

211　〔原文〕皂角治風痰而響応。

〔和訓〕皂角は風痰を治し、響き応える。

〔注〕皂角（そうかく）は、皂莢（そうきょう）と同じである。皂角は、マメ科
Leguminosae の猪牙皂 *Gleditsia officinalis* Hemsl の果実である。『本草備要』
には「皂角。関竅を通す。痰を吐し、風を捜し、湿を燥す。辛温性燥。気浮
きて散ず、入肺大腸に入り、金木に勝ちて、燥風に勝つ。故に兼て肝に入り、
風を捜り熱を泄す。之を吹き之を導く。則ち上下関竅に通ず。痰涎を涌吐す。
鼻を搐り、立ち噴嚔を作す」とある。

〔訳〕皂角は風痰を治す効能がある。

212　〔原文〕桑螵蛸療遺精之泄。

〔和訓〕桑螵蛸は遺精の泄を療す。

〔注〕桑螵蛸（そうひょうしょう）は、カマキリ科 Mantidae のオオカマキリ
Paratenodera sinensis de Saussure、ハラビロカマキリ *Hierodula patellifera*
Serv.、コカマキリ *Statilia maculata* Thunb.、ウスバカマキリ *Mantis
religiosa* L. の卵囊である。『本草備要』には「桑螵蛸。腎を補う。甘鹹。肝
腎命門に入り、精気を益し、腎を固む。治虚損陰痿、遺精白濁、血崩瘕疝、
傷中腰痛を治す。五淋を通じ、小便を縮す」とある。

〔訳〕桑螵蛸は遺精を治す効能がある。

213　〔原文〕鴨頭血醫水腫之盛。

〔和訓〕鴨頭血は、水腫の盛なるを医す。

〔注〕鴨頭血（おうとうけつ）はカモ科 Anatidae の鳥のアヒル *Anas domestica*
L. の血液である。

〔訳〕鴨頭血は、水腫を治す効能がある。

214　〔原文〕蛤蚧治瘵嗽。

〔和訓〕蛤蚧は、瘵による嗽を治す。

〔注〕癆は、肺結核様の疾患である。蛤蚧（ごうかい）は、ヤモリ科
Gekkonidae のオオヤモリ *Gekko gecko* L. の内臓を除去して乾燥したもので
ある。『本草備要』には「蛤蚧。肺を補う。腎を潤し、喘を定め嗽を止む。
鹹平。肺を補、腎を潤し、精を益し、陽を助け、渇を治し、淋を通ず。喘を
定め、嗽を止む。肺痿、咯血、気虚、血竭の者、之に宜し」とある。

〔訳〕蛤蚧は、肺結核様の疾患の咳嗽を治す効能がある。

215　〔原文〕牛蒡子疏風壅之痰。

〔和訓〕牛蒡子は風壅の痰を疏す。

〔注〕牛蒡子（ごぼうし）は、キク科 Compositae のゴボウ *Arctium lappa* L. の
成熟果実である。『本草備要』には「牛蒡子。一名は鼠粘子、一名は悪実。
熱を瀉し、結を散じ、毒を解す。辛平。上升す。肺を潤し熱を解す。結を散
じ、風を除く。咽膈を利し、痰嗽を理め、斑疹を消す。小便を通ず。十二経
を行し、諸腫瘡瘍の毒を散じ、腰膝凝滞の気を利す」とある。牛蒡子は、銀
翹散などに配合される。

〔訳〕牛蒡子は風邪による痰を治す効能がある。

216　〔原文〕全蝎主風癱。

〔和訓〕全蝎は風癱を主る。

〔注〕癱は手足の麻痺する病気、脳血管障害。全蠍（ぜんかつ）は、トクササソ
リ科 Buthidae のキョクトウサソリ *Mesobuthus martensii* の全虫体である。
『本草備要』には「全蠍。宣。風を去る。甘辛毒有り。色青く木に属す。故
に諸風眩掉、驚癇搐掣、口眼喎斜、瘧疾風瘡、耳聾帯疝、厥陰風木の病、類
中風、慢脾驚を治す」とある。全蠍は、牽正散などに配合される。

〔訳〕全蝎は脳血管障害を治す効能がある。

217　〔原文〕酸棗仁去怔忡之病。

〔和訓〕酸棗仁は怔忡の病を去る。

〔注〕酸棗仁（さんそうにん）は、クロウメモドキ科 Rhamnaceae のサネブトナ
ツメ *Ziziphus jujuba* Mill. var. *spinosa* (Bunge) Hu. F. Chou の種子である。

『本草備要』には「酸棗仁。補にして潤、汗を斂め、心を寧んず。甘酸にして潤。専ら肝胆を補う。炒熟し酸温にして香る。亦た能く脾を醒す。陰気を助け、筋骨を堅くす。煩渇を除き、汗を斂め、心を寧んず。胆虚眠らず、酸痺久瀉を療す」とある。酸棗仁は、酸棗仁湯、帰脾湯などに配合される。
〔訳〕酸棗仁は怔忡の病（不整脈様疾患など）を去る。

218　〔原文〕嘗聞桑寄生益血安胎、且止腰痛。

〔和訓〕嘗て聞く、桑寄生は血を益し胎を安んず、且つ腰痛を止む。

【注】　桑寄生（そうきせい）は、ヤドリギ科 Loranthaceae の *Loranthus parasiticus* Merr. の各種植物の葉を帯びた茎枝で、寄生は、桑とは限らず多種の樹木に寄生する。『本草備要』には「桑寄生。筋骨を補い、風湿を祛る。苦は腎を堅くし、筋骨を助けて歯を固め、髪を長くす。甘は血を益し、崩漏を主り乳を下す、胎を安んず。外科、瘡瘍を散じ、風湿を追う」とある。桑寄生は、独活寄生湯などに配合される。
〔訳〕桑寄生は血を益し胎を安んじ腰痛を止める。

219　〔原文〕大腹子去膨下気、亦令胃和。

〔和訓〕大腹子は膨を去り気を下し、亦た胃をして和せしむ。

【注】　大腹子（だいふくし）は、檳榔（びんろう）、檳榔子（びんろうし）と同じであり、ヤシ科 Palmae のビンロウ *Areca catechu* L. の成熟種子である。『本草備要』には「檳榔。気を瀉し、痰を行らし、堅を攻め、脹を去り、水を下し、食を消す。苦温は滞を破る。辛温は邪を散ず。胸中至高の気を瀉す。之をして下行せしむ。性、鐵石の如く、能く諸薬を墜して極下に至らしむ。堅を攻め脹を去り、食を消し痰を行らし、水を下し風を除き、蟲を殺し酒を醒ます。痰癖癥結、瘴癘痞痢、水腫脚気、大小便気秘、裏急後重を治す」とある。檳榔は、九味檳榔湯などに配合される。
〔訳〕大腹子は腹部膨満を去り気を下し、胃を和する効能がある。

220　〔原文〕小草、遠志、友倶有寧心之妙。

〔和訓〕小草と遠志は伴に寧心の妙有り。

〔注〕 小草 (しょうそう) は遠志の地上部分であり、効能は遠志と同じである。遠志 (おんじ) は、ヒメハギ科 Polygalaceae のイトヒメハギ *Polygala tenuifolia* Willdenow の根である。『本草備要』には「遠志。心腎を補う。苦。熱を泄す。壮気を温む。鬱を辛散す。手少陰を主る。能く腎気を通ず。心を上達す。志を強くす。智を益す。精を補う。陽を壮にす。耳を聰にす。目を明らかにす。九竅を利す。肌肉を長ず。筋骨を助ける。迷惑善忘、驚悸夢泄、腎積奔豚、一切癰疽を治す」とある。遠志は、健忘に対する効能があり、帰脾湯、加味帰脾湯、人参養栄湯などに配合される。

〔訳〕 小草と遠志は伴に心を寧らかにする効能がある。

221　〔原文〕木通、猪苓、尤為利水之多。

〔和訓〕木通と猪苓は、利水の多くの尤となす。

〔注〕 尤 (ゆう) は最もすぐれたもの。木通 (もくつう) は、アケビ科 Lardizabalaceae のアケビ *Akebia quinata* Decaisne、又は、その他同属植物の蔓性の茎である。『本草備要』には「木通。古名は通草。軽、通、水を行し、火を瀉す。甘淡軽虚。上は心包に通じ、心火を降し、肺熱を清し、津液を化す。下は大、小腸、膀胱に通じ、諸の湿熱を導き、小便に由り出ださしむ。九竅、血脈、関節を通利す。胸中煩熱、遍身拘痛、大渇引飲、淋瀝不通、耳聾目眩、口燥舌乾、喉痺咽痛、鼻齆失音、脾疸好眠、除煩退熱、止痛排膿、行經下乳、通竅催生を治す」とある。木通は、導赤散などに配合される。

　猪苓 (ちょれい) は、サルノコシカケ科 Polyporaceae のチョレイマイタケ *Polyporus umbellates* Fries の菌核である。『本草備要』には「猪苓。通。水を行らし、湿を燥す。苦は滞を泄す。淡は竅を利す。甘は陽を助く。膀胱腎経に入る。升りて能く降る。腠を開き汗を発し、湿を利し、水を行らす。茯苓と同じくして補ならず。傷寒、温疫大熱、懊憹消渇、腫脹淋濁、瀉痢痎瘧を治す」とある。猪苓は、猪苓湯などに配合される。

〔訳〕 木通、猪苓は、優れた利水薬である。

222　〔原文〕蓮肉有清心醒脾之用。

〔和訓〕蓮肉は心を清め脾を醒ます用有り。

（注） 蓮肉 (れんにく) は、蓮子 (れんし) と同じである。蓮子は、スイレン科 Nymphaeaceae のハス *Nelumbo nucifera* GAERTN. の種子である。『本草備要』には「蓮子。脾を補い、腸を濇し、精を固む。甘温にして濇、脾の果なり。脾は黄宮なり、故に能く水火を交りて、心腎を媾す、上下の君相の火邪を安靖にし。十二経脈血気を益し、精気を濇す。腸胃を厚くし、寒熱を除き。脾泄、久痢、夢遺白濁、女人崩帯及び諸血病を治す」とある。蓮子は、清心蓮子飲などに配合される。

（訳） 蓮肉は心の火を清め脾を補う効能がある。

223　〔原文〕没薬乃治瘡散血之科。

〔和訓〕没薬は乃ち瘡を治し血を散ずるの科(しな)なり。

（注） 科は品、等級の意味。没薬 (もつやく) は、カンラン科 Burseraceae の *Commiphora molmol* Engl. などの植物の皮部の傷口から流出して凝固した樹脂である。『本草備要』には「没薬。宣。瘀血を散ず。苦平。十二経に入り。結気を散ず。滞血を通ず。腫を消し痛を定め肌を生ず。心胆虚、肝血不足を補う。金瘡杖瘡、悪瘡痔漏、翳暈目赤、産後血気痛、胎を堕すを治す」とある。没薬は、仙方活命飲などに配合される。

（訳） 没薬は皮膚病を治し駆瘀血の作用がある。

224　〔原文〕郁李仁潤腸宣血、去浮腫之疾。

〔和訓〕郁李仁は腸を潤し血を宣し、浮腫の疾を去なり。

（注） 郁李仁 (いくりにん) は、バラ科 Rosaceae のニワウメ *Prunus japonica* Thunb.、コニワザクラ *Prunus humilis* Bunge、又はチョウセンニワウメ *Prunus japonica* Thunb. の種子である。『本草備要』には「郁李仁。燥を潤し気を瀉し血を破る。辛苦にして甘。脾経の気分に入り、性降なり。気を下し水を行し、血を破り燥を潤す。水腫癃急、大腸気滞、燥渋通せずを治す。酒を用いて能く胆に入り、悸し、目張り、眠れずを治す」とある。

（訳） 郁李仁は腸を潤し便秘、瘀血、浮腫を治す効能がある。

225　〔原文〕茯神寧心益智、除驚悸之痾。

〔和訓〕茯神は心を寧んじ智を益し、驚悸の痾を除く。

〔注〕痾は、病気、長い病気のこと。茯神（ぶくしん）は、根の周囲に茯苓（マツホド *Poria cocos* (Fr.) Wolf. の菌核) がついたものである。『本草備要』には「茯神。心を補う。主治は茯苓に略同じなり。但だ茯苓は脾胃に入り、これの用は多し。茯神は心に入り之の用は多し。心を開き智を益し、魂を安んじ神を養う。風眩、心虚、健忘、多恚を療す。即ち茯苓が根を抱して生ずる者なり」とある。茯神は、松節散、木瓜湯などに配合される。

〔訳〕茯神は精神を安定させ神経疾患を治す効能がある。

226　〔原文〕白茯苓補虚労、多在心脾之有眚。

〔和訓〕白茯苓は、虚労を補い、多くは心脾の眚有るに在る。

〔注〕眚は、わざわい、あやまち、病気になること。茯苓（ぶくりょう）は、マツホド *Poria cocos* (Fr.) Wolf. の菌核である。茯苓は白い部分と赤い部分があり、白いものを白茯苓と赤いものを赤茯苓という、白茯苓と赤茯苓は基原は同一である。李時珍は「白茯苓は気に入り、赤茯苓は血に入る」と述べている。『本草備要』には「茯苓。平。脾土を補い、行水を通ず。甘温は、脾を益し、陽を助く。淡滲は、竅を利し湿を除く。色白く肺に入り熱を瀉して膀胱に下通す。心を寧んじ気を益す。榮を調え衛を理め、魄を定め、魂を安んず。憂恚驚悸、心下結痛、寒熱煩満、口焦舌乾、咳逆嘔噦、膈中の痰水、水腫淋瀝、泄瀉遺精を治す。小便結する者は能く通ず。多き者は能く止む。津を生じ渇を止め、熱を退き胎を安んず。松根霊気結して成る。大きさ斗の如く、色白く、堅実なる者を以て良し。皮を去り、乳にて拌ぜ蒸す。白き者は肺膀胱の気分に入り、赤き者は心小腸気分に入る。心脾を補い、白は赤に勝つ。湿熱を利し赤は白に勝つ」とある。また、茯苓の皮である茯苓皮は「専ら能く水を行す。水腫膚脹を治す」と『本草備要』にはある。茯苓は、桂枝茯苓丸などに配合される。

〔訳〕白茯苓は、虚労を補い、心脾の病気に効能がある。

227　〔原文〕赤茯苓破結血、独利水道以無毒。

〔和訓〕赤茯苓は結血を破り、独り水道を利す以て毒無し。

〔注〕赤茯苓（せきぶくりょう）は、マツホド *Poria cocos*（Fr.）Wolf. の菌核である茯苓の赤い部分である。

〔訳〕赤茯苓は瘀血を治し、水道を利す効能がある。

228　〔原文〕因知麦芽有助脾化食之功。

〔和訓〕因て知る、麦芽は脾を助け食を化するの功有り。

〔注〕麦芽（ばくが）は、イネ科 Gramineae のオオムギ *Hordeum vulgare* L. の実である。『本草備要』には「麦芽。宣。胃を開き、脾を健にす。瀉。気を行し、積を消す。鹹温。能く胃気を助け、上行して、健運を資く。脾を補い腸を寛し、中を和し、気を下し、食を消し脹を除き、結を破り、痰を除く。一切の米、麺、果、食積を化す。胎を下す。久しく服せば腎気を消す」とある。麦芽は、半夏白朮天麻湯などに配合される。

〔訳〕麦芽は消化機能を助ける効能がある。

229　〔原文〕小麦有止汗養心之力。

〔和訓〕小麦は汗を止め養心の力有り。

〔注〕小麦は浮小麦（ふしょうばく）と同じである。浮小麦は、イネ科 Gramineae のコムギ *Triticum aestivum* L. の実である。『本草備要』には「浮小麦。濇、汗を斂む。甘鹹気寒。虚汗盗汗、骨蒸労熱を止む。麦麩、醋にて拌ぜ蒸熟し、腰脚折傷処を熨し、血を散じ痛を止む、風湿痺痛脚気を熨し、互に易え汗出るに至らしむ。竝に良しとす」とある。

〔訳〕小麦は止汗、養心の効能がある。

230　〔原文〕白附子去面風之遊走。

〔和訓〕白附子は面風の遊走を去る。

〔注〕白附子（びゃくぶし）は、サトイモ科 Araceae の独角蓮 *Typhonium giganteum* ENGL. の塊茎である。『本草備要』には「白附子。燥。風湿を去り、面疾を治す。辛甘。毒有り。大熱純陽。陽明経の薬なり。能く薬勢を引きて上行す。面上百病を治す。肝虚を補う。風痰を去る。心痛血痺、諸風冷

気、中風失音、陰下湿癢を治す」とある。

〔訳〕白附子は移動性の顔面の風邪（ふうじゃ）による疾患を治す。

231　〔原文〕大腹皮治水腫之泛溢。

〔和訓〕大腹皮は水腫の泛溢を治す。

〔注〕大腹皮（だいふくひ）は、ヤシ科 Palmae のビンロウ *Areca catechu* L. の成熟果皮である。『本草備要』には「大腹皮。気を瀉し。水を行す。辛は肺を泄し、温は脾を和す。気を下し水を行す。大小腸を通ず。水腫脚気、痞脹痰膈、瘴瘧霍乱を治す。気虚の者は用うること忌む」とある。大腹皮は、藿香正気散、五皮飲などに配合される。

〔訳〕大腹皮は重い水腫を治す。

232　〔原文〕椿根白皮主瀉血。

〔和訓〕椿根白皮は血を瀉するを主る。

〔注〕椿根白皮（ちんこんはくひ）は、センダン科 Meliaceae の香椿 *Toona sinensis* の根皮である。椿根白皮は、清熱、燥湿、渋腸、止血、殺虫の効能がある。

〔訳〕椿根白皮は止血の効能がある。

233　〔原文〕桑根白皮主喘息。

〔和訓〕桑根白皮は喘息を主る。

〔注〕桑根白皮（そうこんはくひ）は桑白皮（そうはくひ）と同じである。桑白皮は、クワ科 Moraceae のマグワ Morus alba L. の根皮である。『本草備要』には「桑白皮。肺を瀉し、水を行らす。十剤は燥に作る。凡そ水行らす者は多く燥剤に属す。甘辛にして寒。肺火を瀉し、二便を利し、瘀血を散ず。気を下し水を行らし、痰を清し、嗽を止む。肺熱喘満、唾血熱渇、水腫臚脹を治す」とある。桑白皮は、五虎湯などに配合される。

〔訳〕桑根白皮は喘息を治す効能がある。

234　〔原文〕桃仁破瘀血兼治腰痛。

〔和訓〕桃仁は瘀血を破り兼て腰痛を治す。

（注）桃仁（とうにん）は、バラ科 Rosacese のモモ *Prunus persica* Batsch、又はノモモ *Prunus Persica* Batsch var. *davidiana* Maximowicz の種子である。『本草備要』には「桃仁。瀉、血を破り、燥を潤す。苦は甘より重し。厥陰血分の薬。苦は以て血滞を泄し、甘は以て肝気を緩くして、新血を生ず。大腸の血秘を通ず。熱血室に入り、血燥血痞、損傷積血、血痹経閉、咳逆上気、皮膚の血熱燥癢、蓄血、発熱、狂の如く治す」とある。桃仁は、抵當湯、桃核承気湯などに配合される。

（訳）桃仁は駆瘀血作用、腰痛を治す効能がある。

235 〔原文〕神麴健脾胃而進飲食。

〔和訓〕神麴は脾胃を健にして飲食を進む。

（注）神麴（しんぎく）は、神曲と同じ、米の麸に赤小豆粉、杏仁泥、青蒿、蒼耳、野辣蓼を混合して発酵させたものである。『本草備要』には「神麴。宣。気を行し、痰を化し、食を消す。辛は気を散ず。甘は中を調え、温は胃を開き、水穀を化し、積滞を消す。痰逆癥結、瀉痢、脹満、乳を回えず。目病を治す」とある。

（訳）神麴は健胃薬の効能がある。

236 〔原文〕五加皮堅筋骨以立行。

〔和訓〕五加皮は筋骨を堅め以て立行す。

（注）五加皮（ごかひ）は、ウコギ科 Araliaceae の *Eleutherococcus gracilistylus*、又は E.giraldii の根皮である。『本草備要』には「五加皮。宣。風湿を去り、筋骨を補壮にす。辛は気を順りて痰を化す。苦は骨を堅くして精を益す。温は風を去りて湿に勝つ。肌膚の瘀血を逐う。筋骨の拘攣を療す。治虚羸、五緩、陰痿囊濕、女子陰癢、小兒脚弱。目を明らかにす。瘡を愈ゆ」とある。

（訳）五加皮は筋肉や骨を堅くする効能がある。

237 〔原文〕柏子仁養心神而有益。

〔和訓〕柏子仁は心神を養い益を有す。

（注）柏子仁（はくしじん、はくしにん）は、ヒノキ科 Cupressaceae のコノテガシワ

Platycladus orientalis Franco の種仁である。『本草備要』には「柏子仁。補にして潤す。辛甘。寒からず、燥せず。其の気清香。能く心腎を透して脾を悦す。故に心気を養う。腎燥を潤う。脾を助け肝を滋す。志を益し神を寧す。耳を聰し目を明らかにす。血を益し。汗を止む。風湿を除く、驚癇を愈し、皮膚を澤し、鬼魅を辟く」とある。

〔訳〕柏子仁は精神を安定させる効能がある。

238 〔原文〕抑又聞安息香辟悪、且止心腹之痛。

〔和訓〕抑又た聞く。安息香は悪を辟け、且つ心腹の痛を止む。

〔注〕安息香 (あんそくこう) は、エゴノキ科 Styracaceae の安息香樹 *Styrax benzoin* Dryander、又はその他同属植物から得た樹脂である。『新修本草』には「安息香。心腹悪気鬼疰を主る」とある。

〔訳〕安息香は心窩部の痛を止める効能がある。

239 〔原文〕冬瓜仁醒脾、実為飲食之資。

〔和訓〕冬瓜仁は脾を醒す、実は飲食の資となす。

〔注〕冬瓜仁 (とうがにん) は、冬瓜 (とうが)、冬瓜子 (とうがし) と同じである。冬瓜子は、ウリ科 Cucurbitaceae のトウガン *Benincasa hispida* Cogn. の種仁である。『本草備要』には「冬瓜。熱を瀉す。脾を補う。寒は熱を瀉し、甘は脾を益す。二便を利し、水腫を消し、消渇を止む。熱毒癰腫を散ず。子は、肝を補い目を明らかにす」とある。

〔訳〕冬瓜仁は脾を補い、その実は食用とする。

240 〔原文〕僵蠶治諸風之喉閉。

〔和訓〕僵蠶は諸風の喉閉を治す。

〔注〕僵蠶 (きょうさん) は白僵蠶 (びゃくきょうさん)、白殭蚕 (びゃくきょうさん) と同じである。白僵蠶は、カイコガ科 Bombycidae のカイコ *Bombyx mori* L. の幼虫が、白殭病菌 *Botrytis bassiana* Bals. の感染により、硬直死した乾燥虫体である。『本草備要』には「白僵蠶。軽。風を去り、痰を化す。辛鹹微温。僵 (たお) れて化せず。清化の気を得るが、故に能く風を治し痰を化し、結を散じ経

を行す。其の気味俱に薄し。軽く浮かびて升り、肺肝胃の三経に入る。治中風失音、頭風歯痛、喉痺咽腫、丹毒瘙癢、瘰癧結核、痰瘧血病、崩中帯下、小兒驚疳、鱗甲の如き膚を治す。乳汁を下し、瘢痕を滅す」とある。

〔訳〕僵蠶は様々な風の邪気による喉の閉塞症を治す。

241　〔原文〕百合斂肺癆之嗽萎。

〔和訓〕百合は肺癆の嗽萎を斂める。

〔注〕百合（びゃくごう）は、ユリ科 Liliaceae のオニユリ *Lilium lancifolium* Thunberg, ハカタユリ *Lilium brownii* F. E. Brown var. *colchesteri* Wilson、又は、その他同属植物のりん片を蒸して乾燥したものである。『本草備要』には「百合。肺を潤し嗽を止む。甘平。肺を潤し心を寧ず。熱を清し嗽を止め、中を補い、気を益す。涕涙を止める。二便を利し、浮腫臚脹、心下満痛、乳癰瘡腫、傷寒百合病を治す。花白き者は薬に入る」とある。百合は、百合固金湯などに配合される。

〔訳〕百合は肺結核様疾患の咳嗽を治す効能がある。

242　〔原文〕赤小豆解熱毒、瘡腫宜用。

〔和訓〕赤小豆は熱毒を解し、用うるに瘡腫に宜し。

〔注〕赤小豆（せきしょうず、しゃくしょうず）は、マメ科 Leguminosae のアズキ *Vigna angularis* Wight の成熟種子である。『本草備要』には「赤小豆。通。水を行らし、血を散ず。十剤は燥に作る。甘酸。色赤は、心の穀なり。性下行し、小腸を通じ、小便を利す。水を行し、血を散じ、腫を消し膿を排す。熱を清し毒を解す。治瀉痢脚気を治す。一切の瘡疽を伝う。酒を解し、乳を通じ、胞胎有形の物を下す」とある。赤小豆は、麻黄連翹赤小豆湯などに配合される。

〔訳〕赤小豆は熱毒、瘡腫を治す効能がある。

243　〔原文〕枇杷葉下逆気、噦嘔可医。

〔和訓〕枇杷葉は逆気を下し、噦嘔は医すべし。

〔注〕枇杷葉（びわよう）は、バラ科 Rosaceae のビワ *Eriobotrya japonica*

Lindle の葉である。『本草備要』には「枇杷葉。肺を瀉す。気を下す。苦平。肺を清す。胃を和し気を降す。気下れば、則ち火降り痰消す。熱咳、嘔逆、口渇を治す」とある。

〔訳〕 枇杷葉は逆気を下し、噦嘔は医すべし。

244　〔原文〕連翹排瘡膿與腫毒。

〔和訓〕 連翹は瘡膿と腫毒を排す。

〔注〕 連翹 (れんぎょう) は、モクセイ科 Oleaceae のレンギョウ　連翹 *Forsythia suspensa* (Thunb.) Vahl の果実である。『本草備要』には「連翹。軽、宣、結を散ず。微寒升浮、形は心に似る。苦は心に入る。故に手の少陰、厥陰、気分に入りて火を瀉す。兼て手、足の少陽、手の陽明経、気分湿熱を除く。諸経の血凝、気聚を散ず。水を利し経を通ず。蟲を殺し痛を止め、腫を消し膿を排す」とある。連翹は、荊芥連翹湯、清上防風湯、銀翹散などに配合される。皮膚病には、荊芥、連翹で対にして使用される。

〔訳〕 連翹は瘡膿と腫毒を除く効能がある。

245　〔原文〕石南葉利筋骨與毛皮。

〔和訓〕 石南葉は筋骨と毛皮を利す。

〔注〕 石南葉 (せきなんよう) は、バラ科 Rosaceae のオオカナメモチ *Photinia serrulata* Lindl. の葉である。『本草備要』には「石南葉。宣。風を去り、腎を補う。辛は風を散じ、苦は腎を養い、内傷陰衰を補い、筋骨皮毛を利し、風痺腎弱を治する要薬となす。婦人は久服すべからず。男を思わしむ」とある。

〔訳〕 石南葉は筋骨と毛皮を補う効能がある。

246　〔原文〕穀芽養脾。

〔和訓〕 穀芽は脾を養う。

〔注〕 穀芽 (こくが) は、イネ科 Gramineae のイネ *Oryza sativa* L. の発芽させた穎果 (もみ) である。『本草備要』には「穀芽。宣。脾を健し食を消す。甘温は胃を開き脾を快し、中を和し気を下し、食を消し積を化す、炒り用う」

とある。

（訳）穀芽は脾を補う効能がある。

247　（原文）阿魏除邪気而破積。

（和訓）阿魏は邪気を除き積を破る。

（注）阿魏（あぎ）は、セリ科 Umbelliferae のアギ *Ferula assa-foetida* L. の根茎から得られる樹脂である。『本草備要』には「阿魏。瀉。積を消し蟲を殺す。辛平。脾胃に入り、肉積を消し、細虫を殺す。臭気を去る。自死牛馬の肉毒を解す。心腹冷痛瘧痢、傳尸、疳労、鬼虫を治す」とある。

（訳）阿魏は邪気や肉の滞を除く効能がある。

248　（原文）紫河車補血。

（和訓）紫河車は血を補う。

（注）紫河車（しかしゃ）は、人の胎盤である。『本草備要』には「紫河車。大いに気血を補う。甘鹹性温。本と人の血気生ずる所、故に能く大いに気血を補う。一切の虚労損極を治す。恍惚して志を失い癲癇す。即ち胞衣、一名混沌皮なり。初胎及び無病の婦人の者を以て良し。胎毒有る者は人を害す」とある。

（訳）紫河車は補血の効能がある。

249　（原文）大棗和薬性以開脾。

（和訓）大棗は和薬の性なり以て脾を開く。

（注）大棗（たいそう）は、クロウメモドキ科 Rhamnaceae のナツメ *Zizyphus jujuba* Miller var. *inermis* Rehder、又はその他近縁植物の果実である。『本草備要』には「大棗。脾胃を補う。心肺を潤す。百薬を和す。甘温。脾経血分の薬。中を補い気を益し、脾土を滋し、心肺を潤おす。営衛を調え、陰血を緩め、津液を生じ、顔色を悦ばし、九竅を通ず。十二経を助け、百薬を和す。傷寒及び補剤に之を用い加え、以て脾胃升騰の気を発す。多く食せば歯を損す。中満の証は之を忌む」とある。大棗は、大建中湯、十棗湯などに配合される。

〔訳〕大棗は諸薬を調和し、脾を補う効能がある。

250　〔原文〕然而鼈甲治癆瘵、兼破癥瘕。

〔和訓〕然て鼈甲は癆瘵を治し、兼ねて癥瘕を破る。

〔注〕鼈甲（べっこう）は、スッポン科 Trionychidae のシナスッポン *Amyda sinensis* の背甲又は腹甲である。『本草備要』には「鼈甲。陰を補い、熱を退く。鹹平。陰に属す。色青し。肝に入る。労瘦骨蒸、往來寒熱、温瘧瘧母、腰痛、脇堅、血瘕血気、経阻産難、腸癰、瘡腫、驚癇、斑痘、厥陰血分の病を治す」とある。鼈甲は、鼈甲煎丸などに配合される。

〔訳〕鼈甲は肺結核様の疾患や腹部腫瘍を治す効能がある。

251　〔原文〕亀甲堅筋骨、更療崩疾。

〔和訓〕亀甲は筋骨を堅め、更に崩疾を療す。

〔注〕亀甲（きこう）は亀板（きばん）と同じである。亀板は、イシガメ科 Testudinidae のクサガメ *Chinemys reevesii* GRAY などの腹甲である。『本草備要』には「亀板。陰を補う。甘平至陰は、金と水に属す。心を補い腎を益し、陰を滋し智を資す。陰血不足、骨蒸労熱、腰脚痠痛、久瀉久痢、久嗽痠嗽、癥瘕、崩漏、五痔産難、陰虚血弱の証を治す」とある。

〔訳〕亀甲は筋や骨を強め、子宮出血を治す効能がある。

252　〔原文〕烏梅主便血瘧疾之用。

〔和訓〕烏梅は便血を主り、瘧疾の用とす。

〔注〕烏梅（うばい）は、バラ科 Rosaceae のウメ *Prunus mume* Sieb. et Zucc. の通常未熟果実を薫蒸して乾燥したものである。『本草備要』には「烏梅。腸を濇し、肺を斂む。酸渋にて温。脾肺血分の果、肺を斂め、腸を濇し、痰を漏らし、腫を消す。熱を清し毒を解す。津を生じ渇を止め。酒を醒し蟲を殺す。久咳瀉痢、瘴瘧、霍乱、吐逆、反胃、骨蒸労熱を治す。蛔厥を安んず」とある。烏梅は、烏梅丸などに配合される。

〔訳〕烏梅は下血やマラリヤを治す効能がある。

253 〔原文〕竹瀝治中風聲音之失。

〔和訓〕竹瀝は中風聲音の失を治す。

【注】竹瀝（ちくれき）は、イネ科 Gramineae のハチク *Phyllostachys nigra* MUNRO var. *henonis* STAPF などの竹竿を加熱して流れ出た液汁である。『本草備要』には「竹瀝。火を瀉し、燥を潤し、痰を滑す。甘寒にして滑。風を消し火を降す。燥を潤し痰を行し、陰を益し、血を養い、竅を利し目を明らかにす。中風口噤、痰迷、大熱、風痙、癲狂、煩悶、消渇、血虚、自汗を治す。。然も胃を寒し腸を滑にす、寒湿有る者は服す勿れ」とある。

【訳】竹瀝は脳卒中の発声の障害を治す効能がある。

254 〔原文〕此六十八種薬性之平者也。

〔和訓〕此の六十八種の薬性は平なり。

薬性賦 参考文献

(1) 周風梧主編『名老中医之路・第一輯』山東科学技術出版社、1983 年

(2) 張景之訳注『薬性賦白話譯注』文光図書公司、中華明国 59 年

(3) 李東垣著『雷公薬性賦薬性解』泰華堂出版社、中華明国 65 年

(4) 黄斌校注『雷公薬性賦・湯頭歌訣・医学三字経・瀕湖脈学』

中国中医薬出版社、1996 年

(5) 伍悦点校『珍珠嚢・珍珠嚢補遺薬性賦』学苑出版社、2011 年

(6) 創医会学術部編『漢方用語大辞典』燎原、1991 年

(7) 江蘇新医学院編『中薬大辞典』上海科学技術出版社、小学館、1985

(8) 森由雄編著『神農本草経解説』源草社、2011 年

(9) 森由雄編著『名医別録解説』源草社、2018 年

(10) 森由雄編著『訂補薬性提要』源草社、2020 年

(11) 森由雄編著『本草備要解説』源草社、2021 年

(12) 汪昂著『本草備要註釈』台湾・華聯出版社、中華民国 62 年

(13) 岡西為人著『本草概説』創元社、1977 年

(14) 李時珍著、白井光太郎監修校注『国訳本草綱目』春陽堂、1979 年

(15) 日本漢方協会学術部編『傷寒論雑病論』東洋学術出版社、1986 年

索　　引

索　引

※五十音順

秦椒 / 花椒 / 山椒 / 川椒 / 蜀椒
  しんしょう / かしょう / さんしょう /
  せんしょう / しょくしょう 87,132,136
人乳 / 乳汁 じんにゅう / にゅうじゅう 91
醋 / 酢 / 米醋 す / さく / こめす 90,141
水銀 すいぎん 82
水菖蒲 / 菖蒲 / 石菖蒲
  すいしょうぶ / しょうぶ / せきしょうぶ 41,134
青塩 / 大青塩 せいえん / だいせいえん 153
青橘皮 / 青皮 せいきっぴ / せいひ 30,171
青黛 せいたい 73
青皮 / 青橘皮 せいひ / せいきっぴ 30,171
石葦 せきい 119
石硫黄 / 硫黄 せきいおう / いおう 84,135
赤芍 / 赤芍薬 せきしゃく / せきしゃくやく
  16,120
赤小豆 せきしょうず・しゃくしょうず 189
石上柏 / 生巻 / 巻柏
  せきじょうはく / しょうけん / けんはく 133
石菖蒲 / 水菖蒲 / 菖蒲
  せきしょうぶ / すいしょうぶ / しょうぶ 41,134
赤箭 / 天麻 せきぜん / てんま 59,173
石南葉 せきなんよう 190
赤茯苓 せきぶくりょう 184
石蜜 / 白蜜 / 蜂蜜
  せきみつ / はくみつ / ほうみつ 88
石膏 せっこう 20,115
石斛 せっこく 76,174
川烏 / 烏頭 せんう / うず 44
全蠍 / 蠍 ぜんかつ / かつ 60,180
川芎 / 撫芎 せんきゅう / ぶきゅう 15,130,161
前胡 ぜんこ 23,115

川椒 / 蜀椒 / 秦椒 / 花椒 / 山椒
  せんしょう / しょくしょう / しんしょう /
  かしょう / さんしょう 87,132,136
蝉退 / 蝉蛻 せんたい / せんだつ 60
旋覆花 せんぷくか 65,123
仙茅 せんぼう 163
川棟子 / 苦棟子 / 棟子 / 棟実 / 練実
  せんれんし / くれんし / れんし / れんじつ /
  れんじつ 70,80,121
草菓 / 草蔲 / 草荳蔲
  そうか / そうく / そうずく 48,159
皂角 / 皂莢 / 牙皂
  そうかく / そうきょう / がそう 71,179
桑寄生 / 桑上寄生 / 寄生
  そうきせい / そうじょうきせい / きせい 80,181
皂莢 / 皂角 / 牙皂
  そうきょう / そうかく / がそう 71,179
草蔲 / 草荳蔲 / 草菓
  そうく / そうずく / そうか 48,159
桑根白皮 / 桑皮 / 桑白皮
  そうこんはくひ / そうひ / そうはくひ 65,186
蒼耳子 そうじし 155
蒼朮 そうじゅつ 31,152
桑上寄生 / 寄生 / 桑寄生
  そうじょうきせい / きせい / そうきせい 80,181
草荳蔲 / 草菓 / 草蔲
  そうずく / そうか / そうく 48,159
葱白 そうはく 88
桑皮 / 桑白皮 / 桑根白皮
  そうひ / そうはくひ / そうこんはくひ 65,186
桑螵蛸 そうひょうしょう 179
鯽魚 / 鮒 / 鯽 そくぎょ / ふな / そく 149
続断 ぞくだん 81,131
側柏葉 そくはくよう 122

マ

編著者プロフィール

森　由雄 (もりよしお)

1956 年生まれ
1981 年　横浜市立大学医学部卒業
1983 年　横浜市立大学医学部内科学第 2 講座入局
1988 年　横浜市立大学医学部病理学第 2 講座研究生（〜 1991 年）
1991 年　森クリニック開業（横浜市金沢区）
1998 年　東京大学大学院医学系研究科生体防御機能学講座特別研究生（〜 2003 年）
2000 年　医学博士
2007 年　横浜市立大学医学部非常勤講師（〜 2013 年）
2016 年　横浜薬科大学客員教授

主な著書

『症例から学ぶ傷寒論講義』たにぐち書店　2004 年
『漢方処方のしくみと服薬指導』南山堂　2006 年
『入門傷寒論』南山堂　2007 年
『入門金匱要略』南山堂　2010 年
『臨床医のための漢方診療ハンドブック』日経メディカル開発　2010 年
『初学者のための漢方入門』源草社　2010 年
『神農本草経解説』源草社　2011 年
『ひと目でわかる方剤学』南山堂　2014 年
『浅田宗伯・漢方内科学　橘窓書影解説』燎原　2015 年
『すぐ探せる！漢方エキス剤処方ハンドブック』日経メディカル開発　2016 年
『名医別録解説』源草社　2018 年
『文庫・傷寒論』源草社　2018 年
『訂補薬性提要解説』源草社　2020 年
『文庫・金匱要略』源草社　2020 年
『入門針灸学』源草社　2020 年
『本草備要解説』源草社　2021 年
『令和傷寒論』源草社　2021 年
『入門針灸学 II　歌賦解説』源草社　2022 年

本草学入門　薬性歌 (やくせいか)・薬性賦 (やくせいふ)

2023 年 6 月 10 日　第一刷発行

編著者　森　由雄
発行人　吉田幹治
発行所　有限会社 源草社

東京都千代田区神田神保町 1-19 ベラージュおとわ 2F　〒 101-0051
TEL：03-5282-3540　FAX：03-5282-3541
URL：http://gensosha.net/　e-mail：info@gensosha.net

印刷：昴印刷株式会社
乱丁・落丁本はお取り替えいたします。
©Yoshio Mori, 2023 Printed in Japan ISBN978-4-907892-42-5　C3047

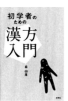

初学者のための漢方入門

初学者のファーストチョイス

難解な"漢方"のポイントマスター。日常診療に応用できる有用なポイントだけを平易に解説。ビギナー向け漢方超入門。

森由雄著　2010 年 8 月刊　A5 判並製　224 頁
本体：2,500 円＋税　ISBN978-4-906668-75-5　C3047

神農本草経解説

現代の漢方医学に生かされる中国最古の薬物学教科書をわかりやすく解説

神農本草経 357 種の生薬について、「和訓」「原文」「注」「解説」「名医の論説」の順に記述。他の日本語解説書は現在では殆どが入手困難。

森由雄編著　2011 年 12 月刊　A5 判並製　240 頁
本体：3,000 円＋税　ISBN978-4-906668-85-4　C3047

名医別録解説

圧巻の 563 生薬。 歴史的名著を再現

『名医別録』は『神農本草経』と同時代（1-3 世紀頃）に中国で著された"神農"と並び称される本草書。〔原文〕〔和訓〕〔注〕〔解説〕を記載。

森由雄編著　2018 年 4 月刊　A5 判並製　272 頁
本体：3,000 円＋税　ISBN978-4-907892-17-3　C3047

文庫・傷寒論

悠久の時を経て、遂に傷寒論が文庫に！

傷寒論の学習や暗記のために、原文の書き下し文と、編著者による簡潔な〔注〕（初学者に難解と思われる字句の解説）により文庫化。森由雄編著　2018 年 10 月刊　文庫版　192 頁
本体：1,200 円＋税　ISBN978-4-907892-19-7　C3147

訂補薬性提要解説

本書の元となる『薬性提要』は、文化四年 (1804) 刊。般用の種々薬物について、実用を目的に薬能を簡潔に記す。それを元に、後に山本高明の訂補による『訂補薬性提要』が出版された。

森由雄編著　2020 年 3 月刊　A5 判並製　168 頁
本体：3,000 円＋税　ISBN978-4-907892-25-8　C3047

＊お求めは全国の書店へ。

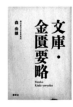

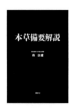

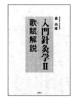